수족냉증 / 저림 / 부종 / 쑤심 / 결림 / 불면증에~

누워서

발목펌프 10분
만보를 이긴다

발목펌프운동이
걷기보다 좋은 이유 6가지

첫째, 발목펌프운동은 누워서 앉아서 하는 운동이지만 서서 걷는 것과 같은 원리로 종아리와 허벅지 하체 근육을 수축·이완시켜서 혈액을 심장으로 밀어올립니다.

둘째, 발목펌프운동은 발의 위치가 순환계 전체에 대해 평면적인 위치가 되므로 하지 정맥의 환류임에도 불구하고 중력의 영향을 받지 않는 운동입니다.

셋째, 발목펌프운동은 걷거나 뛰는 것과 같이 근육의 펌프작용이 발생하는 것임에도 불구하고 누워서, 앉아서 운동하므로 체중 부담과 관절의 충격이 없습니다.

넷째, 발목펌프운동은 동맥의 혈류를 증가시키지 않고 정맥의 흐름을 촉진시키는 이상적인 운동입니다.

다섯째, 발목펌프운동은 과학적인 순환 원리로 하지의 피를 심장으로 쉽게 되돌리는 가장 좋은 운동법입니다.

여섯째, 발목펌프운동은 쉽고 편해 운동할 때 나오는 에너지와 산소 소비의 배설물이 없어 혈관에 체증이 발생하지 않아서 10분만 해도 100분 동안 걷는 것보다 혈액순환 촉진 효과가 높아집니다.

날마다 하루 10분 발목펌프운동은
건강 약속입니다!

수족냉증 / 저림 / 부종 / 쑤심 / 결림 / 불면증에~

누워서

발목펌프 10분
만보를 이긴다

반채화 지음 ┃ 이승남 감수 (가정의학과 전문의)

건강다이제스트社

발목펌프운동으로
건강하고 장수하길 바랍니다!

가정의학과 전문의로서 환자들에게 꼭 권하는 운동은 두 가지입니다. 하나는 크게 빨리 걷는 것입니다. 또 다른 하나는 하지순환이 잘 안되거나, 수족 냉증이 있거나, 하지부종이 잘 생기거나, 손발 저림이 있거나, 쥐가 잘 나는 환자들에게 권하는 발펌프운동입니다.

크게 빨리 걷는 것은 전신의 혈액순환을 더 좋고 빠르게 하고 칼로리를 소모하기 때문에 각종 성인병과 치매 예방에도 많은 도움이 되기 때문입니다.

발펌프운동은 서있을 때는 뒤꿈치를 "하나-둘-" 하면서 들었다 났다 하고, 의자에 앉아 있을 때에는 앞꿈치를 "하나-둘-" 하면서 들었다 났다 하는 것입니다.

이 운동이 필요한 것은 동맥은 심장의 운동에 의해서 혈액이 순환되지만, 특히 하지는 모세혈관을 지나면서부터 하지의 근육과 하지 혈관 근육의 움직임으로 혈액이 순환되기 때문에 빠르게 걷는 운동과 발펌프운동이 도움이 되어서입니다.

〈누워서 발목펌프 10분 만보를 이긴다〉를 감수하게 된 것은 발목펌프운동은 제가 강조하는 발펌프운동보다 좀 더 적극적으로 하지의 근육을 자극할 수 있기 때문에 효과가 좋을 수 있어서입니다.

누구나 손쉽게 할 수 있는 운동이고 집에서 할 수 있기 때문에 비용도 거의 들지 않으면서 건강과 경제에 도움이 될 수도 있습니다. 단, 경침이나 허리 받침대를 사용할 경우 경추나 요추에 추간판 장애나 협착증이 심한 경우에는 전문의와 상의 후에 사용하는 것이 좋겠습니다. 또 두통 환자의 경우에는 두통이 조금씩 더 심해지면서 한쪽 시력이나 시야가 갑자기 나빠지거나 구토 증상이 있으면 뇌종양이 있을 수 있기 때문에 병원에 꼭 가봐야 합니다.

혈액순환은 심장에서 동맥, 모세혈관, 정맥에서 심장으로 순환됩니다. 혈액순환 검사는 ▶경동맥 초음파 검사(동맥 검사) ▶전신 적외선 체열 검사 ▶적혈구 생혈 검사 ▶자율신경 검사 ▶모세혈관 검사 ▶하지순환 검사 ▶동맥경화도 검사 등을 통해서 자신의 혈액순환이 잘 안 되는 곳을 찾을 수 있습니다.

혈액순환에 가장 중요한 것은 수분 섭취입니다. 기본적으로 자신의 몸무게X30㎖ 정도를 마시면 됩니다. 60㎏인 경우 60X30=1800㎖가 적당합니다. 수분을 섭취해야 혈액이 끈끈해지지 않고 혈액순환이 잘 되기 때문입니다.

건강이 좋지 않은 사람들도 발목펌프운동을 꾸준히 해서 건강을 되찾기를 바라며, 건강한 사람은 발목펌프운동으로 더 건강하고 장수하길 바랍니다.

2019년 4월

감수 이승남(가정의학과 전문의)

"하루 만보를 대신하는 발목펌프운동은 병원과 멀어지는 운동입니다"

2002년 7월, 인쇄 매체에 실린 발목펌프운동에 관한 소개를 보고 처음 알게 되었습니다. 단 며칠간 하던 중에 1997년 11월 IMF 때부터 수년간 괴롭히던 오른쪽 뒷목 통증이 없어지는 신기한 체험을 하게 됐습니다. 오른쪽 뒷목이 늘 아파 손가락으로 눌러 자극을 하고 목을 상하좌우로 돌려 통증을 푸는 습관을 안 하게 된 것을 발견한 것입니다.

고질병이 사라진 기쁨은 실로 컸습니다. 발목펌프운동을 시작한 것 외에 다른 변화 있는 약 복용이나 생활은 안 했기 때문에 발목펌프운동의 효과에 크게 놀라지 않을 수 없었습니다.

그런데 한 가지 복병이 있었습니다. 고질병이 없어진 것과 동시에 아래층으로부터 시끄럽다는 항의도 함께 받았습니다. 발목펌프운동이 좋은 줄은 잘 알았지만 아래층 항의 때문에 마음 편히 할 수 없게 되면서 이만저만 실망스러운 것이 아니었습니다.

'건강을 위해 발목펌프운동을 해야겠는데 아파트에서도 소음 없이 할 수 있는 방법이 없을까?' 그것이 시작이었습니다. 그 방법을 찾기 시작했습니다. 아파트에서도 소음 없이 할 수 있는 발목펌프 운동기구를 개발해낸 것도 그래서였습니다.

그 후 17년 동안 발목펌프운동을 전파하는 전도사로 살아오면서 놀라운 경험도 참 많이 했습니다. 우리 몸을 살리는 최고의 운동법이라 확신도 하게 됐습니다. 그래서 앞으로도 발목펌프운동을 널리 전파하는 일에 앞장서서 열심히 할 생각입니다.

우리나라에 발목펌프운동이 소개된 초창기 때 "내가 발목펌프운동을 전파하지 않으면 목사가 전도 설교를 하지 않는 것과 같다!" 라고 말씀하신 분이 계셨는데 지금 그런 마음으로 전파를 하고 있습니다.

간혹 발목펌프 운동기구를 운동기구 회사가 아닌 의료기 회사에서 주로 판매를 해서 그런지 발목펌프운동에 대해서 너무 조심스러워하는 사람도 간혹 있습니다.

발목펌프운동은 부작용을 동반하는 운동이 결코 아닙니다. 전반적인 우리 몸의 건강관리에 도움이 되는 운동법이고, 질병 치유에도 일정 부분 기여하는 측면도 큽니다. 또 '**하루 10분 600회**'이라는 설명서 때문인지 몰라도 그 이상으로 하면 해로울지 모른다는 생각도 하는데 전혀 그렇지 않으니 안심하기 바랍니다.

"결혼 후 수년간 아기를 갖지 못하다가 우연히 발목펌프운동을 시작하고서 바로 임신을 하게 돼서 너무 기쁘다."는 전화를 하면서 "임신을 했는데 펌프운동을 계속해도 되느냐?"며 물어오는 사람도 있습니다.

또 "아침저녁으로 600회씩 하니 아프고 안 펴지던 무릎이 펴져서 좋은데 숫자를 더해도 되는가?" 라는 문의 전화도 받습니다.

발목펌프운동은 운동이라는 이름이 붙어서 그렇지 운동이라고 할 것도 없을 정도입니다. 걷기보다도 훨씬 쉬운 움직임이어서 어떤 상황에서도 전혀 걱정할 필요가 없습니다.

건강관리를 위해서는 600회를 하루 1번 만이라도 밥을 먹듯이 생활화한다면 하루에 만보를 매일 걷는 혈액순환 효과가 있는 것이어서 건강은 날로 좋아집니다.

일례로 불면증 증상은 처음 발목펌프운동을 하다가 잠이 들 정도로 빠른 효과를 경험하기도 합니다. 중증의 질병을 치료하려는 목적으로 발목펌프운동을 한다면 하루에 4시간 정도 집중적으로 하라는 것이 발목펌프운동 창시자의 권장사항입니다. 몇 개월(2~3) 정해서 아침, 오전, 오후, 저녁으로 여러 차례 나누어서 그렇게 하면 원상회복이 빠르고, 그 후에는 일상적으로 꾸준히 해서 건강관리를 하라는 것입니다.

국내에서도 의사 선생님이 하루에 10,000회를 하는가 하면 당뇨 합병증을 가지고 있던 사람이 하루 8,000회 정도를 40일 했더니 체중이 대폭 줄고 발가락 사이가 짓물러 나오던 진물이 굳어지고 발바닥에 없던 감각이 되살아났다고 전화를 해 오기도 합니다.

이 같은 사례에서 보듯 크고 작은 질병으로 고통을 당하고 있다면 일정 기간을 정해서 시간을 투자하면 꼭 좋은 효과를 볼 수 있을 것입니다.

"내 몸은 종합병원"이라고 표현하던 사람이 있었습니다. 아픈 곳을 숨 가쁘게 나열하고 어느 병원을 가야 하는지 물었습니다. 그렇게 많은 종류의 질병을 가지고 있어서 아픈 부위별로 병원을 찾아다니고, 또 각 병원에서 주는 약을 먹으려면 난감하기 이를 데 없을 텐데 이상하게도 스스로 추스를 노력은 안 하고 병원과 약에 의존하는 경향을 보였습니다.

이런 경우에 발목펌프운동을 해서 스스로 건강을 일으켜 세우기를 적극 권합니다. "발목펌프운동을 해서 몸의 여러 가지 질병이 자연 치유가 되면 개인과 가정은 물론 나아가 국민건강보험료도 줄어들 수 있다."며 "국가에서 국민체조처럼 발목펌프운동을 전파해야 한다."고 주장하는 체험자도 있습니다.

이 책에 소개된 사례들은 17년간 축적된 사례 중 극히 일부분의 사례만을 간추린 것입니다. 이 책을 계기로 발목펌프운동이 더욱더 대중화되어서 대국민 생활운동으로 확산되기를 기대해 봅니다.

2019년 4월 아침에 반채화

| 목차 |

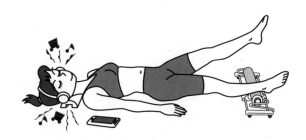

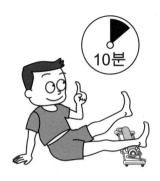

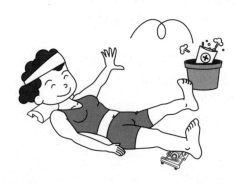

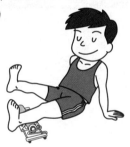

제4장
혈액순환 촉진제
발목펌프운동 효능 속으로…

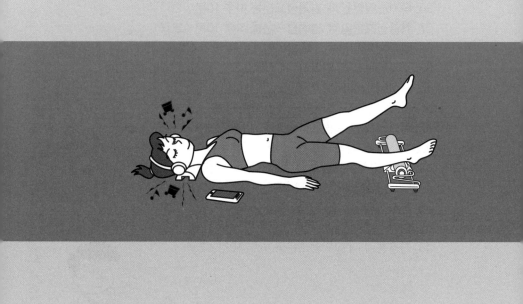

하루 만보를 대신하는
발목펌프운동

제1장

발목펌프운동은 다리를 들어 올렸다 떨어뜨리는 간단한 운동이다.
하지 근육의 수축과 이완, 골반, 복부, 허리, 내장과 등 뒤의
전신 근육을 움직여 주는 기능이 있어 발목, 무릎, 골반, 허리, 변비 등
각종 내장기관의 질병을 자연 치유하는 데 좋은 효과를 나타낸다.

하루 3분이라도 꾸준히 하면…

하루 만보를 걸으라는 것은 전문가들의 권장사항이다. 걷지 못하는 순간 인간의 건강은 끝나는 것이어서 걷기는 필수적인 조건이다.

하지만 하루 만보를 걷는 것이 말처럼 쉬운 일은 아니다. 바쁜 일상과 과중한 업무, 날씨 변화까지 크고 작은 방해꾼들 때문에 하루 만보를 꾸준히 걷는 것은 거의 불가능에 가깝다.

또 하루에 2시간씩 매일 걷는다며 운동을 많이 하는데도 왜 그런지 피곤하고 몸이 말을 안 듣는지 모르겠다고 말하는 사람도 종종 있다.

나이에 따라, 각자의 근력이나 체력에 따라 알맞게 걷기도 하고 운동도 해야 하는데 주구장창 걷는다고 건강에 좋은 것만은 결코 아니다. 걸어서 근력과 체력, 에너지를 소모하는 만큼 영양을 보충해주고 휴식도 취해 피로를 풀어주어야 건강이 좋아진다. 그런데 매일 2시간씩 중노동으로 걷기만 하고 에너지 보충은 제대로 하지 않고 피로도 풀어주지 않으면 몸이 지쳐서 건강에 마이너스가 된다는 걸 잘 모르는 것 같다.

이렇게 심하다고 할 정도로 운동을 해서 건강을 관리하는 사람도 많지만 운동하기를 아주 싫어하는 사람도 역시 많다. 스스로 운동을 하는 것이 귀찮아 자동기구에 대한 문의를 하는 사람도 더러 있다. "스스로 하는 발목펌프 운동과 자동기구가 해주는 안마 중 어느 것이 효과가 더 좋으냐?" 고 물어보는 전화를 해온다. 어찌 생각하면 어이없는 질문이지만 의외로 이런 질문을 많이 한다.

앞으로 과학이 어떻게 발전할지 모르겠으나 역기를 들지 않고 팔뚝의 근육을 키울 수는 없을 것이다. 설사 근육을 키운다고 해도 스스로 운동을 해서 키운 근육의 기능을 다할 수는 없을 것이다. 자동의 효과가 있더라도 근육을 스스로 사용하지 않으면 채울 수 없는 부분이 더 클 것이다.

스스로 하는 발목펌프운동은 다리를 들어 올렸다 떨어뜨리는 하지 근육의 수축과 이완, 골반과 복부, 허리, 내장과 등 뒤의 전신 근육을 움직여주는 기능이 있다.

이런 작용으로 인해 혈액순환과 무관할 것 같은 발목, 무릎, 골반, 허리, 변비 등 내장기관의 질병이 자연 치유되는데 자동기구로도 이런 질병이 치유되는지는 모르겠지만 자동기구의 효과와 스스로 운동을 하는 것과의 효과 차이는 각자의 상식적 판단에 맡긴다.

걷기, 등산 같은 운동을 하고 나서도 몸을 위해 발목펌프운동을 짧은 시간 해주면 피로가 빨리 풀리고 본연의 운동 효과도 배가 된다.

발목펌프운동 창시자는 **하루 3분**이라도 꾸준히 하기만 하면 건강은 좋아진다고 했다. 걷기가 건강을 좋게 하는 것과 같이 발목펌프운동도 걷기가 해결하지 못하는 질병의 자연 치유 부분에서 일정한 효과를 나타낼 것으로 생각한다.

다리가 아파서, 무릎이 아파서, 허리가 아파서… 어디가 아파서 여하튼 걷지 못하는 사람도 발목펌프운동을 하면 생기가 나고 걷게 되는 신기한 운동이다.

발목펌프운동을 하는 좋은 습관을 생활화한다면 감기 몸살 같은 잔병은 걱정 없고, 병원과도 멀어질 수 있을 것이다. 부디 이 책을 계기로 건강의 행운을 거머쥐는 주인공이 되기를 기원해본다.

01 홈페이지 게시판을 뜨겁게 달군 사연들

변비가 사라졌어요!
통증이 없어졌어요!
종합병원이던 몸이 달라졌어요!
발목펌프운동으로 각종 증상에 효과를 봤다는 사례는 차고 넘친다.
마법의 만병통치약은 아니지만 발목펌프운동에 쏟아지는
뜨거운 찬사는 끝이 없다.

변비가 사라졌어요!

신기할 정도로 놀라운 발목펌프운동의 효력에 감사하고 있습니다. 고
3 수험생인 딸아이가 변비로 고생했었는데 발목펌프운동을 시작하면서
변비가 없어졌습니다. 공부하는 학생이 이 운동을 하면 머리도 맑아질
것 같아 적극 권하고 있습니다.

얼굴 부기가 사라졌어요!

이제 더 이상 아침에 얼굴이 부을까 봐 두려워하지 않게 됐습니다. 이제
얼굴도 푸석푸석하지 않습니다. 이렇게 좋은 걸 왜 진작 몰랐을까 싶습
니다. 발목펌프 운동기구는 이제 제 애인이 되었습니다.

항상 곁에 두고 싶어요!

발목펌프 운동기구를 구입하고 한 달 만에 너무 많은 효과를 보신 엄마가 "나 죽으면 무덤에 같이 넣어라."며 농담도 하십니다. 그만큼 항상 곁에 두고 싶다는 것 아니겠어요?

굶지 않고 편히 살도 뺐어요!

다리 아픈 거 좋아지고, 편하게 TV 보면서 굶지 않고 살도 뺐는데 남들이 믿어주지 않아 속상합니다. 발목펌프운동의 원리를 이해하게 되면 누구나 건강은 좋아집니다. 산 정상에 올라가 보지 않고는 정상에 오른 쾌감을 모를 겁니다. 먼저 올라간 본 사람이 좋다는 얘기를 하면 그 말 믿으시고 올라가 보시면 됩니다. 한 분이라도 더 발목펌프운동의 결과를 믿어보시고 사용해 보셨으면 합니다.

수면보조제를 끊게 됐어요!

감사하게도 지금 제 수면보조제 봉투 위에는 몇 달째 하얗게 먼지가 소복이 쌓여가고 있습니다. 영국 속담에 "건강한 몸은 마음의 휴식이고 병든 몸은 마음의 감옥"이라는 말이 있는데 저는 지난 1년 동안 이 말을 너무나도 뼈저리게 실감했습니다. 발목펌프운동을 알게 되면서 건강한 몸이 주는 진정한 휴식에 날마다 행복해하고 있습니다.

종합병원이던 몸이 달라졌어요!

만성 골수성 백혈병이라는 진단을 받은 지 약 7년이라는 기간 동안 늘 온몸이 무겁고 위장장애뿐만 아니라 종합병원 같은 몸이었습니다. 그런데 발목펌프운동을 알게 되면서 너무도 많은 변화가 저를 찾아왔습니다. 가장 확연한 효과를 본 것은 무거운 다리가 가벼워졌다는 것이었습니다. 걸음도 제대로 못 걷고 늘 숨이 찼는데 발목펌프운동을 하고 난 뒤 지하철 계단을 쉬지 않고 단숨에 오르게 되었습니다. 발목펌프운동은 하루에 기본 2번씩 1200회를 했는데 참으로 빠른 효과가 나타났습니다. 발뒤꿈치가 아파서 세게 하지도 못했는데 어느 순간 30cm 이상 다리가 올라가게 되었습니다.

피로 회복과 정력 증강에 효과 봤어요!

제가 발목펌프운동을 하면서 가장 먼저 느낀 점은 피로 회복과 정력 증강 효과였습니다. 피로 회복이 빨라짐으로써 수면시간이 단축됐고, 무릎 통증 해소, 소변 원활 등으로 인해 건강 자신감이 쑥쑥 올라갔습니다. 다리 부위의 근육도 증가했습니다. 발목펌프운동을 알게 해준 하나님께 감사드립니다.

발바닥 아프고 시린 증상이 개선됐어요!

15년 전에 일을 너무 무리하게 하였는지 발바닥이 조금씩 아팠습니다. 처음에는 '이러다 말겠지.'하고 무시했는데 시간이 지날수록 발바닥 한 중앙에 있는 혈자리인 용천이라는 곳부터 발끝까지 시리기 시작했습니다. 이 증상 때문에 얼마나 고생을 많이 했는지 모릅니다. 병원에서 수차례 약을 사먹고 용하다는 곳은 다 찾아 다니며 침도 맞고 뜸도 뜨고 별의별 것을 다해봤습니다.

그러나 치료할 때만 시원할 뿐 또 아프고 시리고… 한여름에도 발끝이 시려서 양말을 두 개 이상 신고 다닐 정도로 증상이 심했습니다. 그러자 자식들도 몸에 좋다고 하는 약을 이것저것 사서 주었지만 아무 소용이 없었습니다.

그래도 돈은 벌어야 먹고 사니까 일을 쉴 수는 없어 조금 무리하면 그 다음 날은 더 아파서 아무 일도 하지 못하는 날이 적지 않았습니다.

그랬던 제 병을 고쳐준 것은 의사도 한의사도 침술사도 아니었습니다. 발목펌프운동을 한 지 2달 만에 그렇게 아프던 발바닥 통증과 시린 증상이 없어졌습니다. 제게는 정말 기적 같은 일이었습니다.

감각 없던 손가락에 감각이 돌아왔어요!

우연한 기회에 친구의 소개로 발목펌프 운동기구를 알게 되었습니다. 처음 물건을 받았을 때는 무슨 운동이 될까 싶어 의문이 있었던 것도 사실입니다. 평소 길거리나 지하철에서 쓸데없는 물건을 자주 사는 편이어서 늘 아내한테 핀잔을 듣곤 했는데 그날도 잔소리를 많이 들었습니다. 별거 아닌 거 사왔다고….

집에 갖다놓고 제가 시범적으로 운동을 하니까 혹시나 하던 아내도 열심히 하더군요. 아침 6시 뉴스와 저녁 8시 뉴스 시간에는 늘 발목펌프 운동기구를 앞에 놓고 뉴스도 보고 운동도 했답니다. 하다가 보니까 별거 아닌 것 같은데 엄청난 효과가 있다는 걸 알게 됐습니다. 아내는 늘 오른손 세 개에 피가 돌지 않아 전혀 감각이 없다고 했는데 발목펌프운동을 한 이후로 희한하게도 조금씩 감각이 느껴지더니 이제는 완전히 감각을 되찾았습니다. 정말 하루하루 놀라고 있습니다.

다리 쥐가 감쪽같이 사라졌어요!

반신반의하며 발목펌프 운동기구를 하나 신청해서 사용해 보니 신기한 일이 한두 가지가 아니었습니다. 다리에 쥐나는 증상과 아킬레스가 뭉치는 증상이 사라졌고, 기침만 해도 소변이 찔끔찔끔 나오던 증상까지 사라지면서 다리에도 더욱 근력이 생긴 것을 느낍니다.

검은 머리가 나기 시작했어요!

저는 중학교 시절부터 머리 전체는 아니었지만 앞머리 쪽에 흰머리가 나기 시작해서 2주에 한 번씩 염색을 해야 했습니다. 흰머리의 밀집도는 이마 위쪽에 지름 7~8cm 정도의 범위로 전체가 완전히 백발이었습니다. 지속적인 염색으로 인하여 귀찮은 것도 많았지만 그보다 더욱 스트레스였던 것은 잦은 염색 때문에 머리카락 손상이 계속되고 있다는 점이었습니다. 우연한 계기로 발목펌프운동을 하면 검은 머리가 난다는 말을 듣고 처음엔 하도 어이가 없어서 말도 안 되는 소리라며 웃어넘겼습니다.

하지만 실내에서 손쉽게 할 수 있는 운동이어서 발목펌프운동을 시작했는데 시작한 지 2개월이 조금 지나자 믿을 수 없는 일이 생겼습니다. 검은 머리가 나기 시작한 것입니다. 주변 사람들은 물론이고 저 또한 믿어지지 않았습니다. 그래서 아침마다 거울을 보며 확인해 보았지만 틀림없이 검은 머리가 자라고 있었습니다. 3개월이 지난 지금에도 80% 이상 흰머리가 없어지고 검은 머리가 올라오고 있습니다.

기침 감기가 사라졌어요!

저는 감기에 약한 편이라 겨울에는 늘 감기에 잘 걸리고, 자동차를 타고 히터를 틀면 코가 맹맹해지고 콧물이 나오기 일쑤였습니다. 그런데 발목펌프운동을 시작한 이후로 히터를 아무리 세게 틀어도 코가 맹맹해지거나 콧물이 나오는 일이 완전히 사라졌습니다. 감기에 걸리면 잠을 못 이룰 정도로 기침이 심했는데 이 운동을 시작한 후로 지금까지 기침 한 번 한 적이 없네요. 하하~

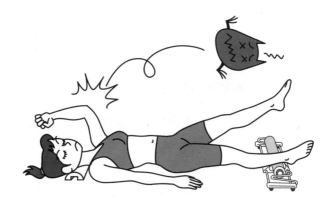

다리 부기가 싹 빠졌어요!

어머니께서 4년 전 뇌출혈로 쓰러져 뇌수술을 받으셨습니다. 합병증으로 중추성 요붕증이란 병도 얻으셨는데 매일 코로 호르몬제를 주무시기 전에 흡입해야만 했습니다.

설상가상 어머니께서는 종아리와 발목까지 퉁퉁 부어서 힘들어 하셨습니다. 병원에 가서 신장 검사도 해보고 한의원에 가서 침과 뜸 치료도 했지만 차도가 없었습니다.

그러던 중 인터넷에서 부종을 검색하다가 발목펌프운동에 대해 알게 되어 아침저녁으로 발목펌프운동을 하게 되었습니다. 그런데 얼마 지나지 않아 신기하게도 다리 부기가 싹 빠졌습니다. 요즘 어머니께서는 부종으로 인한 고생이 없어져서 매우 고맙게 생각하고 있습니다.

90kg이던 체중이 78kg으로 줄었어요!

체중이 꾸준히 늘면서 몇 달 전만 해도 몸무게가 90kg의 거구였습니다. 술도 많이 마시고 항시 피곤하고 몸이 안 좋아서 이것저것 건강식품도 많이 챙겨 먹는 편이었습니다.

그러던 중 우연히 발목펌프운동을 하면 간이 안 좋은 사람에게 좋다고 해서 하게 되었는데 해보니 발목이 너무 아파 이틀 정도 하다가 그만두었습니다. 그렇게 잊고 있다가 운동 효과가 좋다는 정보가 인터넷에 올라온 것을 보고 한 번 해보자 해서 다시금 하게 되었습니다.

일주일간은 진짜 아팠습니다. 그런데 그 고비를 넘기니 안 아프게 되면서 하루에 3000회도 하고, 4000회도 할 수 있게 되었습니다. 물론 한 번 할 때는 600회에서 1000회 정도를 했고, 여러 번 했습니다.

그렇게 하자 하루가 다르게 몸무게가 줄어들기 시작했습니다. 발목펌프운동을 한 지 석 달도 안 돼서 90kg이던 체중이 78kg으로 줄어들었습니다. 몸이 안 좋아서 부종도 꽤 심했는데 그 증상도 없어졌습니다. 온통 신기한 일뿐이었습니다. 앞으로도 발목펌프운동을 꾸준히 할 생각입니다.

당뇨 조절에도 효과 봤어요!

거의 매일 아침저녁으로 10km 이상 걷기와 차 안 타기 운동으로 하루에 도합 15km 정도씩 걸었습니다. 당뇨 때문이었습니다. 날마다 이렇게 운동을 하면서 당뇨는 그런대로 조절이 되고 있었습니다.

그렇게 10여 년이 지나 50대에 접어들자 문제가 생겼습니다. 군 복무 당시 월남전에서 부상 당한 무릎에 통증이 나타나기 시작한 것입니다. 그렇게 되면서 운동을 제대로 못 하게 되자 당뇨 조절에도 비상등이 켜졌습니다.

그러던 중 발목펌프운동에 대해 알게 되면서 발목펌프운동을 시작하게 되었습니다. 식전과 취침 전에 1000회씩 하루에 2000회씩 벌써 2년 이상 거의 매일 운동을 하고 있습니다. 최근에는 친구들과 제주도 한라산 등산을 하였는데 성판악에서 시작하여 왕복 19.2km를 약 10시간에 완주하고도 체력이 남는 체험을 하였습니다. 특히 무릎관절에 이상이 없음을 확인했는데 이는 분명 발목펌프운동의 효과라고 확신합니다.

불면증부터 시력까지 두루 좋아졌어요!

발목펌프운동을 몰랐다면 현재 어떻게 되었을까 생각만 해도 눈앞이 아찔합니다. 제가 겪은 발목펌프운동의 효과는 참으로 다양합니다. 첫째, 불면증 치료에 탁월하고 둘째, 시력이 좋아졌으며 셋째, 발의 혈액순환이 잘 되어 밥맛이 좋아졌고 넷째, 몸의 피로감이 없어져 점점 건강해지고 있습니다. 저는 지금 50살이 넘었지만 발목펌프운동 덕분에 매우 건강해져 등산을 해도 숨이 차지 않고 힘이 많이 들지도 않으며 가뿐하게 높은 산 등산도 자주 즐기고 있습니다. 마라톤은 별로 연습을 안 해도 10km는 무난히 달리기 때문에 종종 대회에 참가하기도 합니다.

부정맥도, 통풍성 관절염에도 효과 봤어요!

발목펌프 운동기구를 10여 년 전에 구입하여 오늘까지 하루도 거르지 않고 하루 공복에 조석으로 1~3회 시행하고 있는 75세 동갑내기 부부입니다. 책자를 보면 여러 가지 효험 사례들이 수없이 많이 있습니다만 저희들의 경우는 다음 몇 가지 효험을 보았습니다.

첫째, 얼굴과 손등에 있던 검은 사마귀가 없어졌으며, 둘째, 대머리에 검은 머리가 뒷머리에서 돋아나고 있으며, 셋째, 아내는 부정맥과 심장병이 있어서 숨이 차고 가슴이 답답했는데 그런 증상이 없어졌으며, 넷째, 저는 원래 통풍성 관절염이 있어서 밤이면 잠을 자지 못했는데 요즘에는 많이 호전되어 잠을 잘 자고 있습니다.

식사를 하듯이 매일매일 하면 좋아요!

제가 발목펌프운동을 하기 시작하면서 느낀 점은 모든 증상들이 좋아졌다고 그만두지 말고 우리가 매일 아침, 점심, 저녁 식사를 하듯이 이 운동도 매일 습관적으로 해야 한다는 것입니다. 모든 병의 원인은 혈액순환이 안 되기 때문에 발생하기에 발목펌프운동으로 혈액순환을 잘 되게 하는 것은 최고의 운동법이라 생각합니다. 게다가 힘도 들지 않으니 그야말로 최고의 건강법 아니겠어요.

방광암 수술이 잘 된 것도…

방광암이 발견되어 레이저로 수술을 받고 림프선으로 전이가 되어 항암치료를 받던 환자입니다. 항암의 후유증으로 발이 저린 상태가 계속되어 신경치료를 받았지만 별 효과가 없었습니다. 그러던 중 친구의 소개로 발목펌프 운동기구를 구입하게 되었습니다. 처음에는 아침저녁으로 한쪽 발에 30회씩 교대로 10번씩 300회를 하였습니다.

설명서에 의하면 여러 실험 결과 혈액순환에 도움이 되고 운동 후 몸에 나타난 열사진도 있었던 것으로 기억되어 꾸준히 하려고 다짐을 하였습니다. 그런데 얼마 후 CT와 MRI 사진 결과 방광과 전립선을 들어내는 비뇨기 최대의 수술을 받기로 결정이 되었습니다. 방광 적출술이라고 하였습니다.

수술에 앞서 의사 선생님은 "방광이 직장 가까이 있어서 암세포가 침범할 수도 있으므로 직장을 잘라내고 대변주머니를 만들어 차고 다니다가 3~4개월 치료 후 집어넣는 일이 생길 확률이 25%"라고 말씀하셨습니다. 또 방광과 다른 장기들과의 유착관계가 있을 수 있어 이를 잘라내고 관리할 확률이 25%라고 하셨습니다. 점점 겁이 나는 말씀만 하셔서 앞이 캄캄했습니다.

결론적으로 말해 제 수술은 방광과 전립선을 들어내고 창자를 잘라서 요관에 이어 밖으로 방광주머니를 차게 되는 비뇨기 최대의 수술이라고 했습니다. 평균 9시간이 걸리고 경우에 따라서는 12시간도 걸린다는 말을 들으면서 걱정이 앞섰지만 '하느님의 뜻대로 하소서.' 라고 모든 것을 신의 뜻에 맡기고 평상심을 유지하려고 노력했습니다.

드디어 수술이 끝나고 회복실에서 눈을 뜨니 지켜보는 가족들의 얼굴이 눈에 들어왔습니다. 걱정하던 직장도 깨끗하고 다른 장기들과의 유착관계도 전혀 없어 6시간 30분에 걸친 수술이었고 아주 성공적으로 짧은 시간에 마쳤다는 설명이었습니다. "하느님 감사합니다." 라는 말이 절로 나왔습니다. 직장이 깨끗하고 다른 장기와의 유착이 전혀 없었던 이유를 곰곰이 생각하던 중 '발목펌프운동'이 뇌리를 스쳤습니다. 발목펌프운동의 덕으로 내장에 운동이 되어서 그 결과 유착을 막은 것이라는 결론을 내렸습니다.

또 한 가지 발목펌프운동의 효과를 본 것이라고 생각되는 것이 떠올랐습니다. 수술이 끝나고 병실에 돌아온 후로는 물도 마실 수 없는 상태에서 가스(방귀)가 나오기를 계속 기다려야 했습니다. 사람에 따라서는 5일 이상, 1주일 더 걸린 사람도 있다고 했습니다. 저 또한 초조한 마음으로 가스를 기다리는데 발목펌프운동 시 방귀가 나오고 화장실에 갔던 기억이 났습니다. 침대에서 몸을 움직여 아래쪽으로 몸을 밀고 내려와 발목을 침대 아래 난간에 걸치고 발목펌프운동을 시작했습니다. 주변 사람들에게 방해가 되지 않도록 눈치껏 발목을 들었다 놓았다 하면서 계속했습니다. 아니나 다를까? 기대했던 가스가 3일이 지나고 아침 6시 20분에 "뽀옹" 하고 터져 나왔습니다. 주변의 환자와 간호사들까지 박수로 환영을 해주었습니다.

환자로서 수술을 받는 과정에서 직장이나 다른 장기들과의 유착이 전혀 없었다는 것과 수술 후에 기다리던 가스(방귀)가 병실의 다른 누구보다 빨리 나와서 박수를 받은 것, 이 모두가 발목펌프운동의 결과라고 확신하여 감사드립니다. 오늘도 눈을 뜨면 하루의 시작을 발목펌프운동부터 시작합니다. 하나, 둘, 셋… 삼백. 지금은 발전하여 육백, 구백 번으로 늘렸습니다.

6개월 꾸준히 하면 놀라운 효과가…

딱 보름을 하고 계단을 오르는 데 숨이 차지 않았습니다. 너무 신기했습니다. 계단을 오르면 항상 숨이 차고 힘이 들었는데 그 증세가 없어진 것입니다. 또한 발목 힘이 약해서 잘 넘어졌는데 발목에 힘이 생겨서 잘 넘어지지도 않았습니다. 특히 만성 피로감이 사라져 아침에도 일찍 일어나는 아침형 인간이 되었습니다.

저는 발목펌프운동으로 많은 효과를 본 사람으로서 처음 체험하게 되는 사람들에게 꼭 하고 싶은 말이 있습니다. 발목펌프운동을 단기간 해 보고 "효과가 없다."라고 성급하게 판단하지 말고 최소 6개월은 꾸준히 실천해 보라고 권하고 싶습니다. 무슨 운동이든지 운동의 효과는 시간과 노력을 투자하여 열심히 지속적으로 해야만 효과를 볼 수 있다는 말씀을 드리고 싶습니다.

마법의 만병통치약은 아니지만…

발목펌프운동이라는 것이 우리 몸의 모든 문제를 일시에 해결해 줄 수 있는 마법의 만병통치약은 아닙니다. 세상에 그런 기구나 약은 없겠지요. 그런 것을 기대하고 이 운동을 해서는 안 됩니다. 중요한 것은 '어떤 마음으로 이 운동을 하느냐?'인 것 같습니다.

저 역시 운 좋게 우연한 계기로 이 운동을 알게 됐고, 그러면서 스스로의 몸과 건강을 절실히 생각하고 돌아보는 기회를 갖게 됐습니다. 단순히 발목펌프운동을 통해 몸의 문제가 개선된 것뿐 아니라 제 몸을 다시 생각하게 되는 중요한 마음가짐과 계기를 얻게 된 것이지요. 발목펌프운동을 통한 저의 경험처럼 건강과 몸을 생각하는 작지만 의미 있는 계기들이 이 글을 보시는 모든 분들께 생겨나기를 진심으로 바라는 마음입니다.

우울증이 사라졌어요!

심한 우울증으로 살기도 싫었고, 만사가 귀찮고, 거기다 '어떡하면 죽을 수 있을까?' 그런 생각뿐이었습니다. 그런데 이런 생각이 두 달 넘게 발목펌프운동을 하면서 깨끗이 사라졌습니다. 늘 머릿속에서 스물스물 벌레가 있는 것 같은 느낌도 없어져 너무나 감사하는 마음뿐입니다.

음악을 들으면서 하면 더 좋아요!

발목펌프운동을 할 때는 누워서 상체의 힘을 완전히 빼고 발을 들어 올린 후 힘을 완전히 뺀 상태로 떨어뜨리면 효과가 훨씬 더 좋다는 것을 느낄 수 있습니다. 또한 저는 무선 헤드폰을 끼고 어학이나 음악을 들으면서 발목펌프운동을 하고 있는데 더욱 운동에 몰입할 수 있어서 좋습니다.

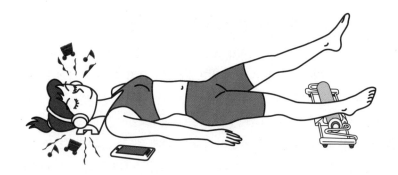

허리 통증이 사라졌어요!

퇴행성 허리로 4번과 5번의 협착이 심하고 디스크도 있어서 신경성형술을 받았고 거의 15년간 병원을 전전했습니다.

주3회의 도수치료, 물리치료도 계속 받아왔으나 이렇다 할 호전이 없어서 수술을 생각하던 중 방송을 통해 발목펌프운동을 알게 됐고, 하기 시작하면서 신기하게도 허리 통증이 사라졌어요. 정말 신기해요.

발목펌프운동으로 효과를 봤다는 사람들이 홈페이지에 올린 체험담이다. 크고 작은 증상에 신기한 효과를 봤다는 사람들의 찬사는 끝없이 이어진다.

물론 발목펌프운동이 만병통치일 수는 없지만 각종 통증 치료에, 각종 증상 개선에 놀랄 만한 효과를 나타내는 것은 주지의 사실이다.

특히 통증 개선에 효과적이다. 요즘 여러 통증의학과 병원들이 우후죽순 생겨나고 있을 만큼 각종 통증으로 고통을 받고 있는 사람도 늘어나고 있어 경각심이 높다. 그런데 문제는 통증 치료를 위해 병원에 가면 치료비가 너무 비싸고 치료를 해도 잘 낫지 않아 환자들의 원성도 자자하다.

여러 가지 통증에 시달리면서 병원치료로 딱히 효과를 보지 못한 사람은 발목펌프운동을 해보라고 추천하고 싶다. 분명 기대 이상의 효과에 깜짝 놀라게 될 것이다.

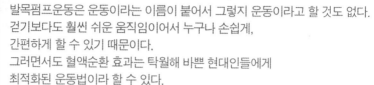

02 화제만발
발목펌프운동이 뭐길래?

발목펌프운동은 운동이라는 이름이 붙어서 그렇지 운동이라고 할 것도 없다.
걷기보다도 훨씬 쉬운 움직임이어서 누구나 손쉽게,
간편하게 할 수 있기 때문이다.
그러면서도 혈액순환 효과는 탁월해 바쁜 현대인들에게
최적화된 운동법이라 할 수 있다.

발목펌프운동은 발목 부위를 자극해서 혈액순환을 돕는 운동이
다. **한마디로 발목펌프운동은 혈액순환 촉진제라 할 수 있다.
이러한 발목펌프운동은 실내에서 간단히 할 수 있는 운동으로 눕
거나 앉아서 편안한 자세로 할 수 있다는 것이 최대 매력이다.** 이를
테면 TV를 시청하거나 음악을 들으면서도 병행할 수 있다. 다만 아
무리 좋은 운동이라고 해도 처음부터 무리하게 욕심을 내서는 안
된다는 사실은 기억할 필요가 있다.

발목펌프운동을 처음 할 경우 간혹 명현현상이 나타날 수 있다.
여기서 말하는 명현현상은 치유되어 가는 과정에서 예기치 않게 일
시적인 격화 또는 전적으로 다른 증세가 유발되었다가 결과적으로
완쾌되는 것을 말한다.

이러한 현상은 개인별로 차이가 있을 수 있고, 일시적으로 그치

는 경우와 1~2주 정도의 시간이 걸리는 경우도 있을 수 있으니 크게 염려하지 않아도 된다. 초기에 있을 수 있는 명현현상 때문에 운동을 쉽게 그만두는 일은 피해야 할 것이다.

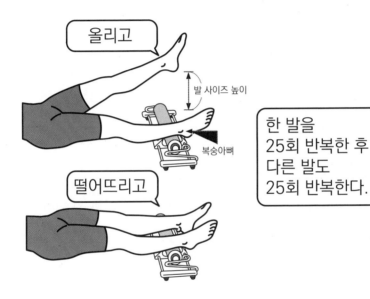

> ❝
> 발목펌프운동은 발목을 들어 올렸다 내리는 방법을
> 한 발에 25회씩 교대로 하면서
> 발목을 자극하는 운동이다!
> ❞

03 누워서, 앉아서 발목펌프운동 하는 요령

발목펌프운동은 실내에서 간단히 할 수 있는 운동으로 최고다.
눕거나 앉아서 편안한 자세로 누구나 손쉽게 할 수 있다는 것이
최대의 매력이다.
하루에 최소한 10분 만이라도 시간을 할애하겠다는 의지만 있으면
누구나 할 수 있는 운동이다.

발목펌프운동의 최대 장점은 누구나 손쉽게 할 수 있다는 점이다. 편안하게 누워서도 할 수 있고, 앉아서도 할 수 있다.

발목펌프운동 창시자는 발목펌프운동을 600회 하면 만보를 걷는 것 이상의 혈액순환 효과가 있다고 강조했다.

누워서 발목펌프운동법

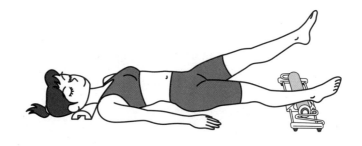

① 편안한 자세로 두 발을 펴고 눕는다.

② 복숭아뼈에서 종아리 쪽으로 3cm 위치 발목 밑에 운동기구를 놓는다.

③ 오른발을 20cm(발 사이즈 높이) 정도 들어 올렸다 힘을 빼고 떨어뜨리기
를 25회 반복한다.

④ 항상 오른발을 먼저 실시하고 왼발로 바꾸며, 25회마다 다리를 교체한다.

⑤ 발과 종아리의 떨림이 멈춘 다음 다시 들어 올린다.

앉아서 발목펌프운동법

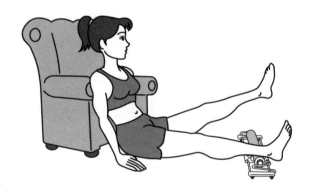

① 편안한 자세로 두 발(무릎)을 펴고 앉는다.

② 복숭아뼈에서 종아리 쪽으로 3cm 위치 발목 밑에 운동기구를 놓는다.

③ 오른발을 20cm 정도 들어 올렸다 힘을 빼고 떨어뜨리기를 25회 반복
한다.

④ 항상 오른발을 먼저 실시하고 왼발로 바꾸며, 25회마다 다리를 교체한
다.

⑤ 발과 종아리의 떨림이 멈춘 다음 다시 들어 올린다.

앉아서 손목펌프운동법

손목펌프운동은 손목 부위를 자극해서 혈액순환을 돕는 운동으로 발목펌프운동의 보조운동이다. 하는 요령은 다음과 같다.

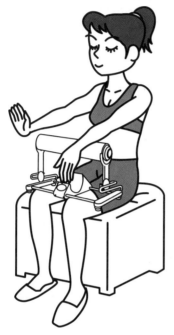

*식탁이나 테이블 위에 기구를 놓고 하는 것이 편하고 좋은데 아래층 소음이 있을 경우 무릎 위에 놓고 한다.

① 20cm 정도 오른손을 들어 올렸다 떨어뜨리기를 반복한다.

② 부딪히는 부위는 손목이 꺾이는 부분에서 팔뚝 쪽으로 3cm 정도이다.

③ 팔꿈치는 곧게 펴고 들어 올렸다 떨어뜨린다.

④ 들어 올릴 때는 손가락이 하늘로 향하게 하고 떨어뜨릴 때는 땅으로 향하게 한다.

⑤ 발목펌프운동과 같은 방법으로 운동한다. 오른손을 20cm 정도 들어 올렸다 힘을 빼고 떨어뜨리기를 25회 반복한다. 그런 다음 왼손을 들어 올렸다 힘을 빼고 떨어뜨리기를 25회 반복한다.

- 발목펌프운동은 아침 공복, 그리고 취침 전에 하는 것이 가장 효과가 좋다.
- 처음에는 아침에 200회, 저녁에 200회 정도부터 시작하고 차츰 숫자를 늘려서 한다.
- 익숙해져서 1번 실행 시 600회를 하게 되면 하루 2~3(1800회)번 실행으로 건강관리가 충분하다.
- 혈액순환이 부진해서 질병이 있는 사람은 발목펌프운동을 자주 숫자를 많이 하는 것이 효과가 좋다.
- 아침, 오전, 오후, 저녁으로 나누어서 하고 1번에 600회를 2~3차례 한다.
- 2~3개월간 계획을 세워 집중적으로 운동 숫자를 많이(하루에 10,000회) 하면 빠른 효과를 본다.

04 발목펌프운동기구 선택 시 주의사항

발목펌프운동은 다양한 기구를 활용할 수 있다.
맥주병도 좋고 홍두깨도 좋고 야구방망이를 활용해도 된다.
소음이 걱정 될 때는 발목펌프 운동기구를 활용하면 된다.

발목펌프 운동기구는 직경 7~10cm, 길이 30cm 정도의 PVC 파이프, 맥주병, 홍두깨 등 다양한 기구를 활용할 수 있다. 문제는 아파트 같은 공동주택에서는 아래층에 소음이 발생할 수 있어 주의해야 한다.

발목펌프운동을 할 때 운동기구와 운동장소 등 몇 가지 고려해야 할 점은 다음과 같다.

- 운동기구가 10cm 이상 너무 높지 않아야 한다.
- 운동기구가 너무 넓어 종아리가 기구에 닿지 않아야 한다.
- 바닥의 쿠션이 너무 좋아 허벅지와 종아리가 바닥에 닿지 않아야 한다.

발목펌프 운동기구로 사용 가능한 것들은 주변에서 큰돈을 들이지 않고 쉽게 접할 수 있는 물건들이다. 이를테면 **홍두깨, 야구방망이, 맥주병, 대나무통 등과 같이 표면이 매끄러운 원통형의 단단한 물체라면 크게 문제되지 않는다.**

건강에 좋다고 하여 표면에 튀어나온 돌출물을 붙이거나 자극을 준다고 표면을 파내어 굴곡을 준 기구, 경사진 기구들도 있는데 이런 기구로 운동을 계속할 경우 피부를 상하게 하거나 아파서 그만두게 되므로 조심한다.

또 발목펌프 운동기구의 표면은 매끄럽지만 기구는 딱딱하여 처음 운동할 때 아플 수가 있는데, 타월을 홍두깨 위에 얹어 놓고 하다가 걷어내면 된다. 한 번 익숙해지면 많은 숫자를 반복해도 아프지 않게 된다.

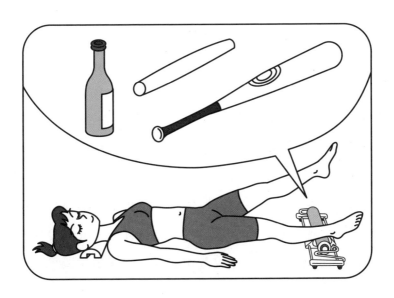

발목펌프운동의 효과는 근육수축을 하면서 발목에 충격을 주는 운동의 효과이지 운동기구 자체가 효과를 주는 것은 아니다. 다만 지속적으로 안전하게 운동할 수 있는지는 잘 살펴야 할 것이다.

맥주병 2개를 준비한 후 바닥을 마주대고 테이핑을 한 후 수건으로 감싸서 사용할 수도 있으나, 깨질 염려가 있다는 게 문제이다.

대나무 통을 사용할 경우엔 갈라져서 오래 사용하기 어렵고, 소리가 심하게 날 수 있다는 단점을 지닌다.

홍두깨는 가장 널리 사용되고 있는 발목펌프 운동기구로 다양한 형태의 제품이 시중에 나와 있다. 홍두깨의 직경은 7~10cm가 일반적인데, 발을 홍두깨에 올려놓았을 때 허벅지와 종아리가 바닥에 닿지 않아야 운동 효과가 있다.

발목펌프 운동기구를 비싼 나무나 자재로 만든 홍두깨만을 고집하는데 이는 불필요한 생각이다. 발목펌프운동 창시자는 야구방망이로 하라고 했다. 기구의 좋고 나쁨이 혈액순환 효과를 좋게 하는 것이 아니고 꾸준히 실천하느냐 하지 않느냐의 차이인 것이다.

발목펌프운동은 들어 올렸던 다리를 떨어뜨리면서 홍두깨에 충격을 줘야 채찍의 원리에 의해 운동 효과를 볼 수 있다. 키가 작은 사람(발 길이가 짧은)은 직경이 큰 홍두깨를 사용하면 충격을 주지 못하면서 앞으로 밀면서 걸치는 정도로밖에 운동이 되지 않아 운동효과를 제대로 볼 수 없게 된다.

홍두깨나 발목펌프 운동기구를 구입했을 경우, 기구의 높이가 너무 높아 발을 제대로 떨어뜨려 줄 수가 없다면 엉덩이에 방석을 깔아서 엉덩이를 높여주고 기구의 높이를 낮춰서 운동 효과를 제대로 체험해야 한다.

소음 걱정 없고 음성 카운터까지 부착하면 금상첨화!

발목펌프운동의 중요한 원칙은 한쪽 발을 20~30회 한 다음 다리를 교체하는 것이다. 다리를 교체하기 위해 운동하는 내내 숫자를 세면서 한다면 이 또한 스트레스여서 운동을 꾸준히 하기가 어렵다.

그뿐 아니라 거실에서 가족과 TV를 보면서 운동하게 되는 경우가 흔할 테니 숫자를 세는 그런 번거로움을 없앨 필요도 있다. 음성 카운터로 운동 숫자를 알려주는 기구도 시중에 나와 있으니 운동을 하면서 가족과 대화를 하거나 신문을 보는 일도 충분히 가능하다.

편리한 운동기구를 사용하게 되면 운동하는 것 같지 않고 부담이 없어 오래도록 지치지 않고 할 수 있다는 장점이 있다. 다만 여성의 경우 제대로 충격을 주지 못해 카운터 작동이 잘 안 되기도 하는데 이럴 때는 기구의 높이를 감안하여 엉덩이 높이를 조정하면 카운터 작동도 잘 되고 운동 효과도 볼 수 있다.

아래층에 전달되는 소음을 걱정하여 기구 아래에 너무 높게 방석 같은 것을 깔면 앞서 소개한 이유로 운동 효과가 미미하므로 기구를 높인 높이만큼 엉덩이도 높여줘야 한다.

소음 문제는 반드시 해결해야 한다. 운동을 할 수 있는 주거 환경도 운동기구를 선택할 때 필수적으로 고려해야 할 사항이다. 아파트, 빌라, 다세대주택 등과 같이 독립 주거의 형태가 아닌 경우엔 소음 문제로 주변 이웃과의 마찰이 우려될 수 있다.

발목펌프운동의 효과가 아무리 좋아도 지속할 수 없다면 아무런 의미가 없다. 내 몸이 아파서 치료를 위해 운동을 좀 한다고 해도 아래층에서는 용납하지 않는 세태다. 이럴 경우엔 마음 놓고 운동을 하기가 쉽지 않다. 따라서 소음 방지가 될 수 있도록 특별히 설계,

제작된 운동기구를 선택하는 것도 도움이 된다.

진동 및 소음을 줄이기 위해 고무줄처럼 출렁거리게 만든 기구라면 운동의 효과가 없다. 진동 및 소음을 해결하면서 운동 효과가 충분한 기구를 선택하는 것이 필요하다.

발목펌프운동은 평상 위에서 하는 운동이어서 마루나 장판 위에서 하면 된다. 운동하는 중에 엉덩이가 아프거나 등이 아픈 것을 방지하기 위해 방석을 깔고 앉거나 타월을 2~3겹 깔고 누워서 하면 된다. 쿠션이 너무 좋은 침대 위나 엉덩이 자국이 나는 정도의 쿠션, 매트 위에 누워서 하면 운동 효과도 반감되고 골반이 아프다고 한 사례도 있어 좋지 않다.

홍두깨나 맥주병 같은 기구로 아파트에서 운동할 경우 방석 같은 방진 자재를 깐다고 해도 진동 소음이 해결되지는 않는다. 우리나라에 발목펌프운동이 알려진 지 30년이 넘었고, 질병을 호전시키는 놀라운 효과가 있음에도 널리 전파되지 못한 이유는 아파트 생활문화가 보편화돼 있기 때문이다. 층간소음 문제로 운동을 지속할 수가 없다는 것이 발목펌프운동 보급에 있어 가장 큰 걸림돌이다. 따라서 방진 설계가 된 운동기구를 준비하는 것이 필수다.

하지만 이렇게 방진 설계가 된 기구라도 층간소음 문제가 발생할 수 있다. 운동 원칙을 지키지 않고 다리를 너무 높게 들어 올렸다 떨어뜨린다거나 망치질 하듯이 다리에 힘을 주어 떨어뜨리면서 홍두깨를 때리면 아무리 진동소음 방진 설계가 되어 있어도 소음을 막을 수가 없는 것이다. 운동 원칙을 지켜서 할 때만이 소음을 해결한 방진 설계이기 때문이다.

소음 방지를 위해 방진 준비를 해서 운동을 하더라도 예상치 않은 원인으로 소음이 새롭게 발생하는 사례가 있다. 여름철에 돗자리 위에서 하게 되면 소음이 발생한다. 돗자리 위에 방진 자재를 아무리 많이 놓아도 소용없고, 이때는 돗자리와 마루 사이에 방진 자재를 넣어줘야 한다.

진동소음을 방지하는 데는 솜 방석이 가장 좋다. 이때 방석의 지퍼가 마루와 닿아 마찰음이 발생할 수 있으니 지퍼가 위로 가게 놓아야 한다.

방석을 깔고 하니 소음이 더 크다고 하는 경우도 있는데 실제로 운동하는 사람한테는 소음이 더 있을지라도 아래층에 전달되는 진동 소음은 차단되는 것이다. TV에서 나오는 소리나 말소리가 아래층에 들리지 않는 것과 같은 이치다.

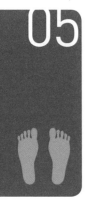

05 발목펌프운동 유래를 알아보니…

'수십 미터의 큰 나무가 중력현상에도 불구하고
꼭대기까지 물을 빨아올려 성장하는 비밀은 뭘까?'
발목펌프운동의 탄생 배경이 됐다.
발목에 자극을 주는 펌프운동으로 혈액순환의 비밀을 풀어냈다.

발목펌프운동 창시자인 일본인 이나가키 아미사쿠 씨는 어려서부터 당뇨, 신장병 등 온갖 질병을 앓고 있었는데 병원에서 현대의학으로 치료를 해도 낫지 않았다. 생각 끝에 산속에 칩거하여 자연건강요법으로 치료를 하던 중 하나의 현상에 의문을 갖게 됐다.

수십 미터의 큰 나무가 중력현상에도 불구하고 꼭대기까지 물을 빨아올려 성장을 한다는 거였다. '어떻게 가능할까?' 의문을 품게 된 그는 바람이 나뭇잎을 흔들고, 잎은 가지를 흔들고, 가지는 줄기를 흔들게 하는 펌프작용이 땅속에 있는 물을 큰 나무 꼭대기까지 끌어올린다는 것을 알게 됐다.

'우리 몸에도 이런 작용을 대비시키면 어떨까?'

종아리에 모여 있는 피를 어떻게 하면 심장으로 쉽게 되돌아가게 할 수 있을까 하는 생각을 하게 되었던 것이다.

　이 같은 생각이 발목펌프운동의 탄생 배경이 되었다. **다리를 들어 올렸다 내렸다 하면서 발목에 자극을 주는 펌프운동을 하면 정맥 판막의 기능을 활발하게 하면서 심장으로 피를 쉽게 되돌릴 수 있다는 것을 알게 됐던 것이다.** 이렇게 해서 발목펌프운동이 세상에 등장했다.

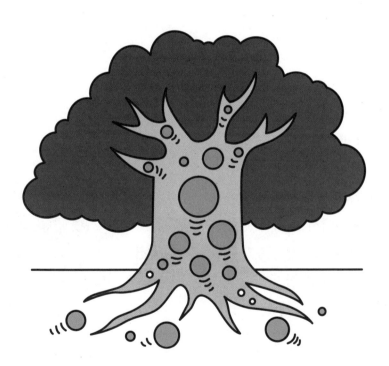

06 발목펌프운동이 혈액순환을 촉진하는 원리

발목펌프운동 600회는
만보를 걷는 이상의 혈액순환 촉진 효과가 있다.
발목펌프운동 하루 10분으로 만보를 걷는
혈액순환 효과를 얻어 보자.

첫째, 중력의 영향 때문이다

누워서 발목펌프운동을 하는 것은 발과 심장을 평면의 위치에 있게 하고 발과 심장이 같은 위치에서 중력의 영향을 받게 되므로 서서 운동을 할 때보다 피를 심장으로 아주 쉽게 되돌아가게 할 수 있다.

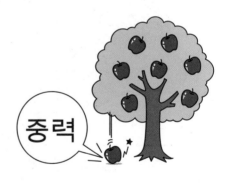

둘째, 누워서 다리 근육의 펌프작용 때문이다

누워서 다리를 들어 올렸다 내렸다를 반복하면 서서 걸을 때와 같

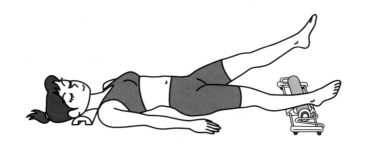

은 근육 수축과 근육 이완의 펌프작용을 그대로 할 수 있으면서 걷는 것보다 쉽고 편하게 할 수 있다.

걷고 달리는 것은 체중 부하에 따른 충격이 있는 반면 누워서 하는 발목펌프운동은 그런 나쁜 영향이 없는 것이 가장 큰 장점이다.

셋째, 채찍의 원리 때문이다

채찍을 가지고 때릴 목적이 없이 그냥 흔들면 채찍이 아무런 힘을 발휘하지 못하나 흔드는 중간에 갑자기 채찍을 멈추면 채찍 손잡이의 에너지는 0이나 채찍 끝부분에는 에너지를 변형시킬 만큼의 큰 힘이 발생한다.

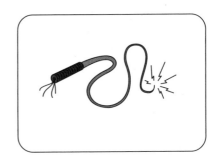

발목(채찍 손잡이)이 기구에 부딪히는 곳은 에너지가 0이나 발끝(채찍의 끝) 부분은 에너지를 변형시킬 만큼 큰 힘이 발생하고, 발끝에서 더 나갈 수 없는 강력한 에너지의 힘이 심장 쪽으로 피를 강력하게 되돌리는 원리다.

넷째, 베르누이의 원리 때문이다

큰 건물 사이로 지나가는 바람이 평지를 지나가는 바람보다 강력하고 세게 지나가는 것과 같은 원리다. 또 고무호스로 물을 뿌릴 때 호스 끝부분을 손가락으로 눌러 좁게 해주면 물이 세게 멀리 나가는 것과 같은 원리다.

호스를 손가락으로 눌러주면 좁아진 호스 안에서는 물이 서로 빨리 통과하려고 거품이 생기는 현상이 나타난다. 이는 물이 흐르는 것을 지연시키는 체증을 일으키게 되는데 이

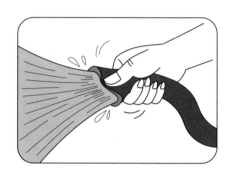

를 해결하는 방법이 독특하다. 호스를 떨리게 해주면 물이 막힘없이 빨리 지나가게 된다는 과학적인 원리가 발목펌프운동에는 작동하고 있는 것이다.

기구에 부딪히는 발목 부분이 혈관(호스)을 좁게 만들어 주는 원리이고, 다리를 들어 올렸다 떨어뜨리면서 충격을 주면 다리 전체가 떨리게 되는데 이때 혈관(호스)을 떨리게 하는 것이 그런 원리인 것이다. 이런 원리가 혈액의 유속과 혈류량을 최고로 높여준다.

다섯째, 말초혈관에 체증이 발생하지 않는 원리 때문이다

우리 몸이 과격하게 장시간 운동을 하면 인체 세포가 에너지와 산소 소비를 많이 하게 된다. 이때는 세포가 소비를 많이 한 만큼 배설하는 불순물이 많아져 말초혈관에 체증이 생겨서 피를 말초혈관 끝까지 원활히 공급을 할 수 없게 되고 에너지와 산소도 전달할 수 없

게 된다.

그런데 발목펌프운동은 누워서 쉽고 편하게 하면서 에너지와 산소 소비가 아주 극소량에 그치고 체중이 생기지 않는다는 장점이 있다. 이 같은 원리로 혈액순환을 강력하게 촉진시켜 줌으로써 말초혈관 끝까지 혈액 공급을 강력하고 활발하게 하면서 에너지와 산소 공급을 최상으로 해줄 수 있는 이점이 있다.

발목펌프운동 창안자 이나가키 아미사쿠 씨는 구전을 통해 펌프운동 600회를 하면 만보를 걷는 것 이상의 혈액순환 효과가 있다고 밝힌 바 있다.

걷기는 다리 근력을 강화하는 근력운동과 혈액순환을 호전시키는 종합적인 운동인데 반해 발목펌프운동은 혈액순환은 강력하지만 근력운동은 아주 미미해서 혈액순환 효과라고 강조를 해야지 단

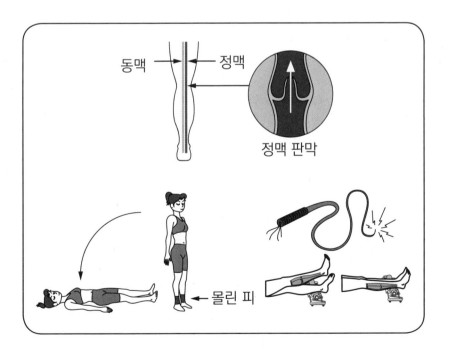

순히 걷기와 같은 운동 효과라고 하면 표현이 잘못된 것이다.

발목펌프운동을 하루에 3번에 걸쳐 600회씩 1800회를 실행했다면 3만보를 걸은 것과 같은 혈액순환 효과를 봤다고 하는 것이다.

실제로 걷기를 매일 3만보 걷는 것은 불가능하고 그렇게 무리하면 오히려 건강을 해치는 상황이 올 것이다.

07 운동이 부족한 현대인에게 발목펌프운동이 꼭 필요한 이유

발목펌프운동은 현대인들에게 최적화된 운동법이라 할 수 있다.
짧은 시간 힘들이지 않고도 혈액순환을 좋게 하는 운동법이기 때문이다.
이로 인해 각종 질병에서 벗어나게 해준다.

바쁘기도 하지만 편리해진 교통의 발달로 운동이 절대적으로 부족한 현대인들은 생활습관병 등 많은 만성병에 시달리고 있다. 오늘을 사는 현대인들에게 근육을 움직여서 근육의 펌프작용을 하게 하는 것과 같은 운동을 통해 혈액순환을 촉진시켜 주는 것은 건강 유지와 질병 예방에 아주 중요한 요소라 할 것이다.

발목펌프운동이 현대인들에게 최적화된 운동법이라고 하는 이유도 여기에 있다. 짧은 시간 힘들이지 않게 혈액순환을 좋게 하는 운동법이기 때문이다. 이로 인해 각종 질병에서 벗어나게 해줄 수 있다.

더구나 날로 편리해지는 생활을 하고 몸 대신 머리를 주로 쓰는 일을 하면서 거의 몸을 쓰지 않고 근육도 많이 사용하지 않는 현대인들이다. 이로 인해 근육의 펌프작용은 날로 위축되고 있다.

그 후폭풍은 결코 간단하지 않다. 자연치유력을 저하시킨다는 치명적인 약점을 드러내고 있다. 그렇다고 무조건 걷고 뛰는 것이 효과적인 운동이냐 하는 것은 또 다른 문제다. 운동량이 증가하면 우리 몸 세포는 에너지와 산소 소비량을 필연적으로 증가시키게 된다. 이는 모세혈관 속의 혈류량을 높이게 되고 혈액순환의 속도를 감소시켜서 정상적인 혈액순환을 어렵게 만든다는 단점도 함께 안고 있는 것이다.

발목펌프운동이 걷고 뛰는 것보다 좋은 이유도 이 때문이다. **발목펌프운동은 질병을 개선시키기 위한 양질의 기초 에너지가 충분하게 되어 면역력을 높이고 발에 쌓여 있던 노폐물이 제거되는 원리의 운동이기 때문이다.**

특히 이러한 기초 에너지가 외부로부터 공급되는 것이 아니라 자

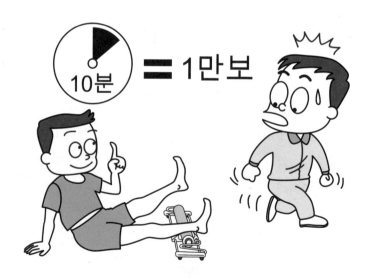

체적인 정화에 의해 얻어짐에 따라 특별한 부작용이 없다는 점도 큰 이점이라 할 것이다.

발목펌프운동은 여타의 다른 운동과 달리 준비운동 단계나 특정 장소로의 이전이 필요 없는 운동이다. 또 날씨, 시간, 미세먼지, 공간의 제한이나 제약 없이 언제 어디서나 할 수 있는 장점을 가진 운동이다. 요컨대 발목펌프운동은 에너지와 산소 소비량이 적어서 혈액순환 속도를 높여줌으로써 말초혈관의 혈액순환을 강력하게 해준다 할 것이다.

주변의 아파트 단지나 공원, 강변 등에서 아침저녁으로 걷거나 뛰는 사람들을 보는 것은 어렵지 않다. 이런 활동을 하는 사람들은 적어도 신체적인 불편함이 없는 사람들이 대부분이다.

하지만 걷고 뛰는 행위 자체가 어려운 사람들도 많다. 제대로 운동을 할 수 없는 수많은 사람들에게도 발목펌프운동은 요긴하게 운동할 수 있는 천혜의 운동이다. **발목펌프운동 하나만으로도 질병 치유 효과에 대한 기대는 물론 근력 강화까지 일석이조의 효과를 거둘 수 있는 방법이 될 수 있다.**

08 발목펌프운동은 쉽고 편한 운동이다

발목펌프운동은 절대로 힘들게 해서는 안 되는 운동이다.
600회 하면 등에 땀이 난다고 좋아해서는 안 되는 운동이다.
발목펌프운동은 첫째도 둘째도 쉽고 편하게 하는 운동이어야 한다.

발목펌프운동을 할 때 운동하는 것 같지 않다고 해서 원칙을 지키지 않으면 부작용이 생길 수 있다는 것을 명심해야 한다.

한 발씩 교대로 운동을 하게 되면 대퇴부에 무리가 가고 근육 운동이 되어서 하지 않느니만 못 하게 되기도 한다.

이럴 경우 운동에 문제가 있는 것으로 판단하여 중도에 그만두는 우를 범하기도 한다. 또한 힘을 주어 때리거나 불필요하게 너무 높게 들어 올렸다 떨어뜨리면 허리와 무릎 통증 등 부작용이 있을 수 있다. 반대로 부딪히는 곳이 아플까 봐 살살 놓아도 안 된다.

발목펌프운동을 처음으로 하는 경우 명현현상으로 어지럼증, 구토감, 멀미 증세, 몸살 기운, 발이 찌릿찌릿 하는 증세, 습진이 발생하기도 하고, 예전에 아팠던 곳이 다시 아프게 되는 등 여러 가지를 경험할 수 있는데 운동량을 조절하면서 적응하면 된다.

발목펌프운동을 처음 접하면 너무 쉬워서 시시하게 생각할 수도 있다. 발목펌프운동은 유산소 운동이나 근력 운동처럼 힘들게 하면 본연의 효과를 기대할 수 없다.

어떤 환자는 발목펌프운동을 해서 건강이 회복되었다고 자랑을 하면서 600회 하면 등에서 땀이 나고 온몸에 열이 나서 아주 좋다고 하는데, 이런 현상은 운동 초기에 효과가 있더라도 제대로 된 운동법은 아니다. 누워서 600회 운동했다고 등에서 땀이 나면 그만큼 힘들게 운동을 한 것이어서 장기적으로 꾸준히 하기 어렵게 된다. **발목펌프운동은 첫째도, 둘째도 쉽고 편하게 하는 운동이다.**

모든 운동은 식사 후에 바로 하는 것을 권하지 않는데 발목펌프운동도 마찬가지다. 식사를 하면 내장근육을 포함해 모든 신경과 근육이 소화에 전념해야 하기 때문이다. 그런데 만약 이 시간에 운동을 하게 되면 근육과 신경이 분산되어 좋지 않다. 따라서 아침 공복에 누워서 하는 것과 취침 전에 하는 것이 가장 효과가 좋다.

발목펌프운동도 원칙대로 하는 것이 중요!

발목펌프운동은 전파하는 곳마다 교육 내용이 조금씩 다르기 때문에 운동을 제대로 알고 하는 것이 중요하다. 발목펌프운동을 원칙대로 하지 않으면 신체적인 고통이나 불편함으로 제대로 효과를 보기도 전에 포기하게 된다.

발목펌프운동을 알려주는 곳은 수없이 많다. 발목펌프 운동기구를 판매하는 곳은 병원, 한의원, 약국, 요양원, 건강센터, 의료기 판매업체, 인터넷 사이트, 카페, 블로그 등 다양하다.

또한 기존에 발목펌프운동을 하고 있는 사람이 효과를 자랑하면서 주변의 사람들에게도 알려주기 때문에 운동 방법에 관한 정보를 제공하는 루트가 너무도 많다.

처음 운동 방법을 잘못 알게 된 사람의 주변 사람들은 공통적으로 운동을 잘못하여 신체적 어려움을 겪게 된다. 가령 인터넷 사이트를 보면 운동 방법이 제각기 다르고, 평상에서 하는 운동인데 야산의 경사진 비탈에서 발목펌프운동을 하는 동영상도 볼 수 있다. 사람의 키에 대한 언급 없이 발끝에서 20cm 위 종아리에 충격을 주

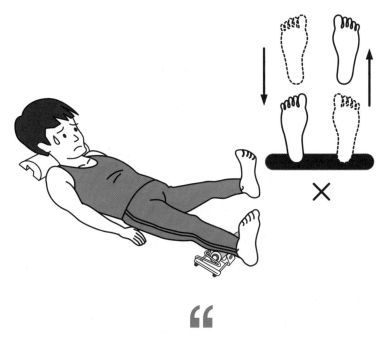

❝
발목펌프운동은 반드시
한쪽 발을 20~30회 한 다음 다리를 교체해야 한다.
그림처럼 양발 교대로 하면 안 된다.
❞

라고 하거나, 45도 각도로 다리를 들어 올리라고 알려주는 곳도 있다.

무조건 20cm 위 종아리를 부딪히면 그 부위가 아파서 운동을 할 수가 없게 되어 초기에 포기하게 된다. 들어 올릴 때는 발끝을 몸 쪽으로 당기고 떨어뜨릴 때는 앞쪽으로 하라는 경우도 있다. 그렇게 할 경우 허벅지가 아프고 힘이 들어 운동하기가 너무 힘들다고 하소연하게 된다.

이 외에도 떨어지는 발의 반동을 이용하여 들어 올리라고 하여 아주 빠른 속도로 하게 만드는 곳도 있고, 익숙해지면 강도를 높이라고 알려주는 곳도 있어 무릎이 아프게 되어 고통을 받는 사례가 많다. 발뒤꿈치에 충격을 주어 발등이 아픈 사례도 있으므로 홍두깨에 발을 올려놓는 위치도 중요하다.

저자의 Tip **발목펌프운동 시 각별히 조심해야 될 점**

- 심부전증으로 순환기 계통에 이상이 있는 사람이 발작을 일으키고 하지에 부종이 있을 때는 반드시 손목펌프운동을 먼저 수개월 실행해서 적응이 되면 발목펌프운동을 해야 한다.
- 운동 방법에서 안내한 대로 원칙을 지켜서 해야 하고 운동이 안 되는 것 같다고 다리를 높게 들거나 다리에 힘을 주어 기구를 때리지 않아야 한다.

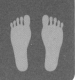

09 저자가 발목펌프운동을 하는 방법

수년간 괴롭히던 뒷목 통증이 씻은 듯이 나은 후
발목펌프운동 전도사로 근 20년!
하루도 빠짐없이 발목펌프운동을 통해 건강을 지키는 비결은 …

발목펌프운동은 운용의 묘를 살려서 더 효과가 좋게 하는 특별한 방법이 없다. 운동 원칙을 지켜서 꾸준히 하는 것이 필요하고 치료를 목적으로 할 때는 숫자를 늘리는 방법 외는 없다.

발목펌프운동을 처음 할 때 저자는 아침저녁으로 많은 숫자를 했다. 발목펌프운동에 대한 확실한 정보도 없이 시작을 하면서 많은 숫자를 그리고 힘주어 해서 발목에 멍이 들고 부어오르고 했지만 급격히 호전된 신체 변화에 너무 매료되어 아픈지도 모르고 파스도 바르고 달래가면서 적응을 했다. 저녁에는 뉴스를 방영하는 시간에 계속하고, 영화를 한두 편 보면서 계속하기도 했다. 건강박람회에 나가서는 하루 종일 운동시연을 하면서 지나가는 관람객들에게 보여주기도 했다.

경침과 허리 받침을 사용하면 효과 2배!

발목펌프운동을 할 때는 경침과 허리 받침을 사용한다. 발목펌프운동 효과를 배가시키기 위해 연구하고 실천하면서 터득한 운동방법이다.

지금은 아침운동 시간에 발목펌프운동 600회, 맨손체조, 아령, 훌라후프 등을 습관적으로 하고 있다. 발목펌프운동 중간에 목을 돌리는 도리도리를 하고 펌프운동을 끝내고는 발끝 치기를 한다.

600회 후에 한 발을 펌프기구에 디딤으로 하고 다른 발로 펌프운동을 50회, 두발을 동시에 들어 올렸다 내리기를 50회 해서 100회를 추가로 한다. 이 방법은 목 건강과 허리 건강을 챙기기 위함이다.

발목펌프운동을 할 때 경침을 사용하면 목 운동을 겸해 뇌혈류를 더욱 좋게 하고 어깨 등 상체의 순환 효과를 높일 수 있다. 또 허리 받침을 사용하면 허리를 강화하고 내장근육의 움직임을 활성화할 수 있다.

발목펌프운동 본연의 운동만 해도 충분하고 넘치는 효과를 보게 되지만 발목펌프운동의 기본 원칙을 지키면서 경침과 허리 받침을 사용하면 더 좋은 효과를 기대할 수 있는 것이다. 발목펌프운동은 열심히 하는 것보다 꾸준히 운동을 밥처럼 생활습관화 하는 것이 더 중요하다.

【준비물】

• 발목펌프 운동기구 | 운동을 하는 데 해롭지 않고 불편하지 않고 편리한 기구

• 경침 | 경침은 목에 베는 베개인데 반달 모양(반원형)의 딱딱한 재질이나 나무 베개이다. 일자목을 C 자형으로 바로잡아 주는 역할을 한다.

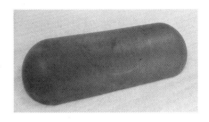

경침은 경추 제3, 제4(목덜미의 연한 부분) 아래 놓으며, 경침의 높이(반경)는 사용자의 약지 크기로 목에 경침을 베었을 때 머리(뒤통수)가 지면에서 손바닥이 들어갈 정도로 떨어지며 얼굴이 수평이 되는 높이면 된다.

경침의 높이가 너무 낮거나 직경이 작은 원통 등을 사용하면 오히려 해롭고 처음 사용할 때 아픔을 느끼면 타월을 대고 사용하다 익숙해지면 빼고 한다.

경침을 사용하면 처음에 명현현상이라고 어지러움, 구토, 멀미 같은 이상 증세가 올 수 있는데 이는 목이 바로 잡아지는 과정으로 차츰 적응하면 된다.

• 허리받침 | 허리에 받쳤을 때 엉덩이가 바닥에 닿는 높이의 반달모양 나무나 기구

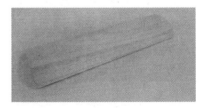

*발목펌프운동 시 경침 사용과 허리받침 사용법은 제3장에 보다 상세히 밝혀놓았으니 참고하시기 바랍니다.

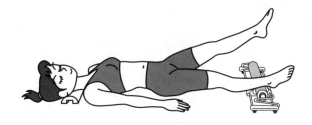

"

발목펌프운동 창시자인 이나가키 씨는
발목펌프운동을 '금도깨비 방망이'라고 명명하고,
발목펌프운동 600회는 만보를 걷는 것 이상의
혈액순환 효과가 있다고 했다.
하루에 3분이라도 꾸준히 하면
건강은 틀림없이 좋아진다고 하니 믿고 해보자.

"

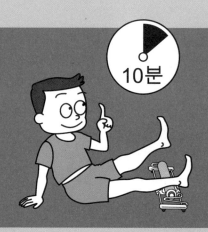

발목펌프운동 효과 "놀라워라"

제2장

발목펌프운동의 핵심은 혈액순환을 촉진시킨다는 것이다.
각종 질병에 신기한 효과를 나타내는 것도 이 때문이다.
매일 꾸준히 실천하면 병원 갈 일이 확실히 줄어들 수 있다.
실제로 실험을 통해 밝혀진 사실은 발목펌프운동 전후에
체열 변화, 말초혈액순환 변화, 적혈구 상태 변화, 혈류 변화 등
다양한 변화가 나타나기도 했다.

발목펌프운동을 하면 어디가 어떻게 좋아지나?

발 목펌프운동의 원리에서 직립생활을 하는 신체구조, 근육의 수축·이완 작용, 중력현상의 완화 원리를 공감한다면 혈액순환이 호전된다는 것도 공감할 것이다.

인체의 혈액순환이 부진하면 만병의 근원이 된다는 것은 누구나 잘 알고 있는 상식이다. 인체는 자연치유력이 있기 때문에 혈액순환을 호전시키면 자연치유가 된다는 원리가 바로 발목펌프운동의 핵심 원리다.

발목펌프 운동기구는 주로 병원, 한의원, 의료기 회사 등에서 판매되고 있다. 그리고 발목펌프운동을 하면 각종 질병이 치유된다는 말이 널리 퍼져 있어 발목펌프운동을 하기만 하면 마약이나 도깨비 방망이 같은 효력이 나타날 거라고 믿으며 기구를 구입하는 사람도 많다. "며칠이나 운동을 해야 가지고 있는 병이 낫겠느냐?"면서.

질병의 종류에 따라, 사람에 따라 평생 고통 받던 질병이 며칠 만에 바로 없어지는 경우도 없지는 않지만 그렇게 기대하는 것은 과욕이다. 예를 들어 수족냉증을 앓고 있더라도 사람에 따라 병원이나 한의원에 가도 잘 낫지 않다가 친구의 권유로 발목펌프운동을 며칠 했더니 거짓말 같이 냉증이 없어졌다고 신기해하며 발목펌프운동 전도사가 된 사람도 있다.

하지만 평생 고질병이던 질병이 단 며칠 만에 없어지기를 바라는 것은 지나친 욕심 아닐까?

또 치료 효과가 있는 운동이다 보니 행여 부작용이 있으면 어쩌나 하고 너무 조심하고 망설이는 경우도 더러 있다. 걷는 것보다 쉬운 운동일 뿐이고 운동 원칙을 지켜서 하기만 하면 정말 좋은 운동이니 시작하는 데 망설일 필요는 없다.

발목펌프운동 창시자는 펌프운동 600회는 만보를 걷는 것 이상의 혈액 순환 효과가 있다고 밝혔다. 만보를 걸으려면 대략 1시간 30분 정도 소요될 것이며, 덥거나 추운 날 바깥에서 고생 아닌 고생을 감수해야 한다. 이에 반해 발목펌프운동은 집안에서, 그것도 누워서 편하고 쉽게 시간을 절약해 가며 할 수 있다는 점이 무엇보다 매력적이라고 할 수 있다.

01 실험 자료로 입증된 발목펌프운동의 놀라운 건강 효과

발목펌프운동은 다리를 들어 올렸다 떨어뜨리는 동작을 통하여
하지 근육을 수축시키고 이완시킨다.
또 골반과 복부의 내장 등 전신 근육을 자극해 놀라운 운동 효과를 나타낸다.

발목펌프운동의 효과에 대한 과학적 근거를 찾기 위해 운동 전 후의 체열 변화를 촬영했다. 다른 운동은 운동 후에 체열이 올라가는 것이 상식인데 반해, 발목펌프운동은 운동 후에 하체, 특히 발바닥의 체열이 내려가고, 손은 체열이 올라가는 것을 볼 수 있다.

짧은 시간의 발목펌프운동으로 피촬영자 세 명이 공통적으로 같은 추세로 체열이 변한 것을 알 수 있다. 세 명 중 59세 남성은 평소 발목펌프운동을 하던 사람이고, 두 명은 실험 당일 발목펌프운동을 처음 해 봤기 때문에 600회를 완벽히 실행했다고 보긴 어렵다.

운동 전 평상복을 입고 약 20분 누워 있다가 팬티만 입고 체열을 촬영했고, 다시 운동 전 복장을 하고 누워서 발목펌프운동을 각각 600회씩 한 후에 팬티만 입고 촬영을 했다.

발목펌프운동 후 체열의 변화

- 촬영장소 : 체열 촬영기를 생산하는 ㈜메디코아의 공장 사무실
- 촬영 일시 : 2008년 3월 29일 10 : 20 ~ 12 : 00
- 측정 및 촬영기계

  체열 촬영 : 적외선 한열 체열 진단기 IRIS5000

  말초혈관 측정 : 경락기능 검사기(자율신경 균형 검사기) SA3000P
- 운동 종류 및 운동량 : 발목펌프운동 600회
- 운동 소요시간 : 약 12~13분
- 사용 운동기구 : 홍두깨(펌프닥터 아파트용 베이직)
- 운동자(피촬영자) : 남성 3명(31세, 43세, 59세)

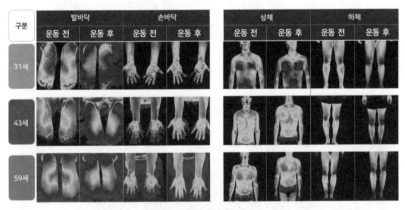

*본 체열 사진은 유화기업이 (주)메디코리아에 의뢰하여
발목펌프운동 전후의 변화를 자체 측정한 것입니다.

발목펌프운동 전후의 체액순환 패턴

발목펌프운동 전의 발바닥 사진에서 31세 남성이 아래 2명과는 확

연히 다르게 열이 많이 분포된 것을 알 수 있다. 31세 남성의 경우는
당뇨 환자의 발바닥(그림 참조)과 같은 모양으로, 정상인의 평소 발
바닥 모양(그림 참조)이 아닌 것을 한눈에 알 수 있다.

당뇨 환자의 발바닥 체열사진

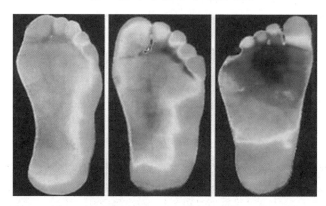

정상인의 체열사진

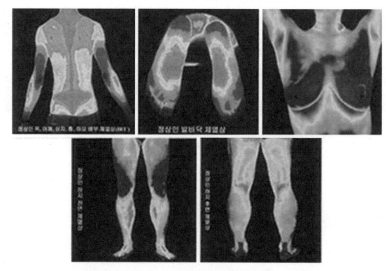

(출처 : 임상 체열학, 도서출판의학출판사, 2003년도, P188)

운동 전에는 31세 남성이 이렇게 체열 차이를 보였으나 발목펌프운동 600회 후에는 세 명이 공통적으로 발바닥 가운데 부분의 열이 없어지고 청색이 많아졌음을 알 수 있다.

특히 31세 남성의 경우 발바닥에 비정상적으로 고여 있던 혈액이 발목펌프운동의 결과로 다른 체험자의 발바닥과 같은 상태가 되면서 큰 변화를 보였음을 알 수 있다.

손바닥 사진을 보면 손가락 끝부분에 운동 후 열이 많이 전달된 것을 알 수 있고, 상체와 하체의 앞뒤 사진을 보면 세 명 모두 공통적으로 발목펌프운동 후에는 열의 분포가 옅어진 것을 알 수 있다.

샘에 고여 있는 정체된 물을 퍼내야 새 물이 고이듯이 발목펌프운동이 하지에 고여 있던 좋지 않은 혈액을 펌프질로 퍼내 회전시키면서 폐와 신장에서 걸러진 좋은 혈액이 다시 발바닥에 고이게 되는 원리인 것이다.

발목펌프운동 전후의 말초혈액순환 변화

말초혈액순환 검사에서도 세 명 모두 발목펌프운동 전에는 연령대별로 각자의 연령에 맞는 표준치 범위 내였다가 운동 후에는 표준 이상에 분포된 검사 항목이 많아진 것을 보면 발목펌프운동으로 말초혈관에 혈액을 강력하게 공급하는 것을 알 수 있다.

힘들고 에너지 소모가 많으며 오랜 시간이 소요되는 달리기, 걷기, 자전거 타기 등의 운동은 운동 후에 열이 올라가는데 발목펌프운동은 짧은 시간의 운동 후에도 특히 발바닥의 체열이 많이 내려

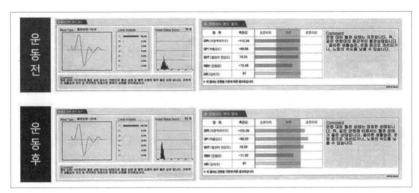

연령대비 비교표 31세

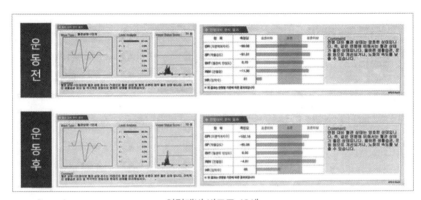

연령대비 비교표 43세

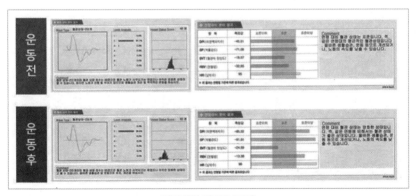

연령대비 비교표 59세

*말초혈액순환 변화는 유화기업이 (주)메디코아에 의뢰하여 발목펌프운동 전후의 변화를
자체 측정한 것입니다.

가는 것이 확인되었다.

발목펌프운동이 다른 운동과 같이 운동 후에 하지의 체열이 올라가다면 질병이 치료된 사례가 나오지 않았을 것이고, 운동 효과가 일반 운동과 다를 바 없어 신기한 운동으로서 현재처럼 꾸준히 전파되지 못했을 것이다.

인간이 건강하기 위해서는 혈액순환도 중요하고 다리의 근력 강화, 심폐기능 강화도 중요하기 때문에 항상 걷고, 달려야 한다. 이와 동시에 효율적인 발목펌프운동을 병행하면 더 빠르고 효과적으로 건강을 지킬 수 있을 것이다.

발목펌프운동 600회 실시 후 적혈구 상태 변화

발목펌프운동이 혈액에 어떻게 영향을 미쳐서 혈액순환을 호전시키는가를 알아보기 위해 적혈구 검사를 해보았다. 적혈구는 산소를 온몸으로 운반하는 역할을 하는데, 적혈구가 도넛 모양으로 분리되어서 활발하게 움직여야 한다. 사람이 피곤한 정도에 따라 적혈구가 포도송이처럼 뭉쳐 있거나 동전을 꿰어 놓은 것처럼 뭉쳐 있게 된다. 이렇게 피곤할 때 적혈구가 산소를 왕성하게 운반하도록 해주어야 피로가 풀리게 되는데, 발목펌프운동이 이런 역할을 최고로 잘해주는 것을 확인할 수 있었다.

발목펌프운동 전 적혈구 상태는 뭉쳐 있으나 발목펌프운동을 600회 실시한 이후에는 아주 활발한 상태로 적혈구가 분리된 것을 알 수 있었기 때문이다.

발목펌프운동 600회 실시 후의 적혈구 상태 변화

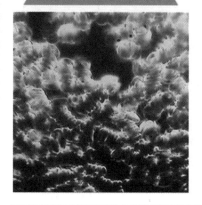
운동 전 적혈구 상태

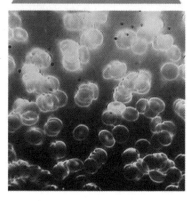
경침을 베고 발목펌프운동
600회 실행한 후의 적혈구 상태

운동 전 적혈구 상태는 뭉쳐 있으나 경침을 베고 발목펌프 600회를 한 후에는 아주 활발한 상태로 적혈구가 분리된 것을 알 수 있다. 참고로 적혈구는 각각 분리되고, 모양이 동그랗고, 활동이 많을수록 인체가 건강하다는 것을 의미한다. 반대로 뭉쳐 있고, 적혈구가 파괴되어 톱니바퀴와 같은 모양을 하거나, 활동이 적을수록 인체의 건강은 좋지 않음을 의미한다.

- 검사장소 : 한국원적외선협회 실험실(서울시 송파구 석촌동 174-12)
- 검사일시 : 2010년 10월 8일(15 : 50 ~ 16 : 05)
- 검사기기 : 대경메디케어 bm6
- 피검사자 : 남성 1명(62세, 178cm, 78kg)

적혈구 측정기기는 인체의 혈액을 채취하여 혈구의 모양, 크기, 운동성, 혈장 내 물질 등을 화면을 통해 실시간으로 측정할 수 있는 장치이다.

적혈구가 각각 분리되고, 모양이 동그랗고, 활동이 많을수록 인체는 건강하다고 할 수 있다. 반대로 적혈구가 뭉쳐 있고, 파괴되어 톱니바퀴와 같은 모양을 하거나 활동이 적을수록 현재의 건강 상태가 좋지 않음을 알 수 있다.

발목펌프운동 전후의 모세혈관 혈류 변화

발목펌프운동을 하면 말초혈관에 혈액을 강력하게 공급할 수 있고, 이를 꾸준히 반복하면 자연치유력에 의해 질병이 치료된다는 것은 실제로 발목펌프운동을 하고 난 이후로 건강이 좋아진 수많은 사람들의 체험사례가 뒷받침하고 있다.

발목펌프운동의 효과를 과학적으로 입증하기 위한 다양한 실험 이외에도 발목펌프운동 후 말초혈관에 혈액이 강력하게 공급되는 것을 직접 확인하기 위해 손가락 끝부분(손톱 위)의 모세혈관에 흐르는 혈류의 변화를 동영상으로 촬영해 보았다. 이는 혈류 측정기의 화면을 촬영한 것으로 운동 전보다 운동 후에 혈류가 활발하게 움직이는 현상을 확인할 수 있었다.

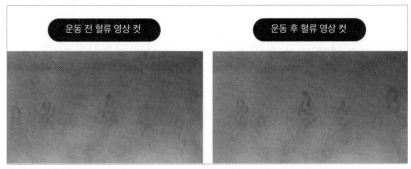

*펌프닥터 홈페이지의 발목펌프운동 안내 동영상에서 혈류 동영상을 보면 혈액이 움직이는 영상을 볼 수 있습니다.

- 촬영장소 : 한국원적외선협회 실험실(서울시 송파구 석촌동 174-12)
- 촬영일시 : 2011년 10월 24일 11:30
- 피촬영자 : 남성(62세 178cm, 78kg)
- 촬영기기 : 대경메디케어 vm180
- 동영상 보기 www.pumpdoctor.co.kr

발목펌프운동 효과를 실제로 밝힌 연구 논문

발목펌프운동과 관련된 논문이 수 편 있는데 그중에서 논문 제출자의 승인을 받은 것을 이 책에 게재한다.

다양한 암을 수술 받은 사람들은 "수술 후에 제일 고통스런 것은 배변 불편과 불면증이었는데 발목펌프운동을 하면서 배변이 쉽고 잠을 잘 수 있어서 정말로 살 것 같다."고 공통적으로 감사하다고 한다.

그동안 암을 치료하면서 겪은 어려움을 전하면서 발목펌프운동의 덕분으로 살 것 같다고 하는 사람들의 말을 이 논문이 뒷받침해 준다고 생각한다. 유방암 환자는 물론 각종 암을 치료 중인 환자 혹은 가족 관계가 있는 분들께서 참고해서 건강을 회복하는 데 많은 도움이 되기를 바라는 마음이다.

| 경상대학교 대학원에 제출된 발목펌프운동 관련 간호학과 석사학위 논문 |

발목펌프운동이 방사선요법을 받는
유방암 환자의 피로와 수면에 미치는 효과

논문 게시처 : 한국교육학술정보원

논문 제출자 : 구윤경

본 논문은 2010년 4월 27일부터 8월 20일까지 경상남도 J시에 소재한 G대학병원에서 유방암으로 진단 받고 수술 후 방사선 종양학과 외래에서 방사선요법을 받고 있는 환자로 실험군 20명, 대조군 20명 총 40명을 대상으로 선정하여 연구한 것이다. 논문 전체 내용은 발목펌프운동 전파 홈페이지(www.balmokpump.com)에서 확인 가능함. 이 논문의 결론을 요약하면 다음과 같다.

1. **제1가설** : "방사선요법을 받는 유방암 환자에서 발목펌프운동을 시행한 실험군은 발목펌프운동을 시행하지 않은 대조군보다 피로 정도가 낮을 것이다." 는 실험군과 대조군 두 집단 간에 통계적으로 유의한 차이를 보여 지지되었다(F=27.497 p<.001).

2. **제2가설** : "방사선요법을 받는 유방암 환자에서 발목펌프운동을 시행한 실험군은 발목펌프운동을 시행하지 않은 대조군보다 수면 정도가 높을 것이다." 는 실험군과 대조군 두 집단 간에 통계적으로 유의한 차이를 보여 지지되었다(t=3.357 p=.002).

2-1 : "방사선요법을 받는 유방암 환자에서 발목펌프운동을 시행한 실험군은 발목펌프운동을 시행하지 않은 대조군보다 일반적 수면 정도가 높을 것이다." 는 실험군과 대조군 두 집단 간에 통계적으로

유의한 차이를 보여 지지되었다(t=2.543, p=.015).

2-2 : "방사선요법을 받는 유방암 환자에서 발목펌프운동을 시행한 실험군은 발목펌프운동을 시행하지 않은 대조군보다 구체적 수면 정도가 높을 것이다." 는 실험군과 대조군 두 집단 간에 통계적으로 유의한 차이를 보여 지지되었다.(t=3.398 p=.002).

〈결어〉 결론적으로 발목펌프운동이 방사선요법을 받는 유방암 환자의 피로 경감과 수면 증진에 긍정적 효과가 있음을 알 수 있으므로 앞으로 방사선 치료 중인 유방암 환자에게 피로를 경감시키고 수면을 증진시킬 수 있는 효과적이고 독립적인 간호중재로 적용할 필요가 있다고 생각된다.

또한 발목펌프운동은 시공간의 제한을 받지 않으며 누구나 쉽게 배울 수 있으며 환자 스스로 혼자서 할 수 있는 효과적인 중재로 자기 건강관리에 도움이 되는 운동이므로 교육프로그램을 통해 통원 환자뿐 아니라 입원환자, 일반인까지 적용범위를 넓힐 수 있다고 생각된다.

02 양치질 하듯이
발목펌프운동을 꾸준히 하면…

불면증, 만성피로, 소화불량, 변비, 두통에 효과를 봤다는 사람도 많다.
하지부종, 관절염, 고혈압, 당뇨, 요통 등 치료가 쉽지
않은 고질적인 질환들이 치유되는 사례도 심심찮게 접할 수 있다.
발목펌프운동은 만병통치약은 아니지만 만능 재주꾼이다.

바쁜 사회생활과 편리한 문화생활로 인해 운동할 시간이 넉넉하지 않다. 그 결과 근육의 펌프작용을 제대로 할 수 없어 혈액순환에 문제가 생기면서 건강에도 경고등이 커지고 있다.

발목펌프운동은 바쁜 현대인들이 짧은 시간에 할 수 있는 운동법이다. 혈액순환을 촉진시켜서 건강을 유지하고 질병을 자연 치유하는 데도 큰 도움이 되는 운동법이다.

젊어서는 신체가 건강해서 웬만한 악조건도 견딜 수 있지만 나이가 들면 기력이 쇠약해지고 면역력이 약해지므로 건강을 관리하고 운동을 하는 생활습관이 아주 중요하다.

평소 일상생활 속에서 가벼운 발목펌프운동을 생활화해서 쾌식하고, 쾌변하고, 쾌면하면 자연히 건강해지면서 당뇨, 고혈압 등 다양한 만성병을 치유하는 데도 도움이 될 것이다.

이렇게 말하면 몇 분 단위로 변하는 혈압 수치나 당뇨 수치를 가지고 일희일비하면서 "발목펌프운동을 하는데 왜 더 나빠지느냐?"고 전화로 항의를 하는 경우도 있다.

혈당 잡고 혈압 잡으려고 발목펌프운동을 시작하는 것도 좋지만 발목펌프운동을 통해 잘 먹고, 잘 싸고, 잘 자는 것부터 관리를 잘하면 그것이 결국 당뇨도 잡고 고혈압도 잡을 수 있는 밑돌이 된다는 것을 꼭 기억했으면 한다.

우리의 수명을 좌우하는 것은 결코 유전적인 요인만이 아니다. 후천적인 좋은 습관이 결정짓는다 해도 과언이 아니다.

우리 몸에 생기는 대부분의 질병은 오랜 세월 잘못된 생활습관에서 유래하는 것이 많고, 그렇게 생긴 질병을 단기간에 고치는 것은 사실상 어려운 일이다. 그 질병이 만들어진 세월 동안 거꾸로 바른 생활습관을 가져야 건강이 좋아진다는 각오를 하는 것이 좋다.

멀리 1년… 2년… 10년 앞을 내다보고 꾸준히 좋은 생활습관을 실천해야 한다. 잘 싸고, 잘 먹고, 잘 자고를 통해 하루하루 아프지 않게 살아가는 것이 혈압, 당뇨 같은 만성병을 잡고 건강하게 살 수 있다는 걸 말하고 싶다.

이 글을 쓰고 있는 저자도 발목펌프운동을 17년째 하고 있지만 10년, 20년 이상 꾸준히 하는 사람도 많다. 아침에 일어나서 양치질을 안 하면 안 되듯이 발목펌프운동을 습관화하고 있는 것이다.

90세에 시작해서 100세까지 건강하게 운동하기도 하니 시작을 하는 데 있어 나이 제한은 없다. 발목펌프운동을 알게 되는 바로 그 순간 곧바로 시작을 하기만 한다면 건강은 확보한 것이라고 자신 있게 확언한다.

너무 춥거나 더운 계절, 눈비 오고 바람 부는 날, 그리고 미세먼지 농도가 심한 날에는 야외에서 무리하게 운동을 하다가 건강을 더 악화시키는 것보다 거실에 누워서 건강을 증진시키는 데 이만큼 좋은 운동은 절대로 없을 것이다.

본인의 지병에 대해서도 사례를 살펴보고 가족과 친지, 주변의 사랑하는 사람들이 가지고 있는 질병에 대해서도 사례를 살펴보고 전달해주어 좋은 일 하는 기회를 만들어보라고 권하고 싶다.

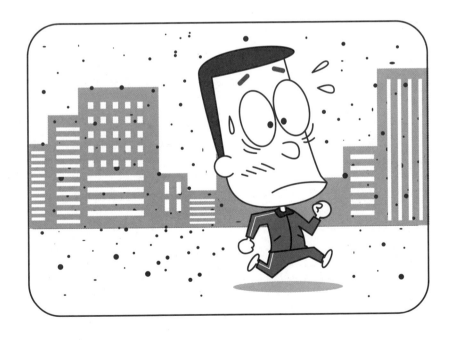

03 복을 발로 걷어차 버리지 말자

발목펌프운동 같은 좋은 정보를 접하고도, 그리고 가까운 사람이
발목펌프운동을 하라고 간곡히 권하는데도 무시하는 것은
건강의 운이 굴러 들어오는 것을 차버리는 것과 같다고 감히 말씀드린다.
복을 차버리지 말고 관심을 기울여서 내 건강의 복으로 만드는 기회를
가져보라는 메시지를 전하고 싶다.

최근에는 두드려 주는 안마기 형식이나 주물러 주는 방법의 마사지 기구 등 발목펌프 자동기구도 속속 선보이면서 발목펌프운동에 대한 관심도 그만큼 높아지고 있다.

그럼에도 불구하고 발목펌프운동은 아직까지 효과에 비해 인지도가 낮은 편이다. 발목펌프운동이 좋다는 걸 알고 자식들이 큰맘 먹고 부모님께 효도선물로 보내드리면 "이게 무슨 운동이 되냐?"면서 반품을 하는 경우도 더러 있다.

이런 반응을 보면 안타깝다. **발목펌프운동을 멀리 하는 것은 굴러 들어온 복을 발로 걷어차 버리는 일이기 때문이다.** 비슷한 경우인데 며느리가 시아버지의 신장 건강이 걱정돼 발목펌프 운동기구를 선물로 보내드리고 설명도 해드렸는데 시아버지께서 반품을 했다고 한다. 며느리는 "시아버지께서 요즘 많이 광고하는 안마의자

○○프랜드 같은 고가품이 아니어서 그런 것 같다."며 속상해 했다.

그런데 반전이 일어났다. 친구들 모임에 나갔다가 발목펌프운동이 건강에 좋다는 말을 들은 시아버지가 다시 며느리에게 부탁을 해서 발목펌프 운동기구를 구입해 발목펌프운동을 꾸준히 했더니 혈액투석 직전까지 갔던 신장 기능이 호전되는 놀라운 일이 일어났던 것이다. 발목펌프운동을 하게 되면서 신장 크레아티닌 수치가 호전돼 건강을 회복하기에 이르렀던 것이다.

내 몸의 건강을 생각한다면 기계가 해주는 편한 자동만 선호할 것이 아니라 뿌린 만큼 거둔다고 스스로 걷고 등산도 하듯이 발목펌프운동을 스스로 해서 건강을 챙기는 지혜가 필요하다.

발목펌프운동을 해 본 체험자나 발목펌프운동이 좋다는 것을 아는 사람만이 주위 가족이나 친지, 지인에게 알리고 권할 것이다. 본인이 알지도 못하면서 좋다고 권하지는 않을 것이니 그런 정보를 접하는 기회가 있을 경우, 특히 이 책을 접하게 되면 관심을 기울여 평생 건강을 저축하는 기회로 삼았으면 하는 마음이다.

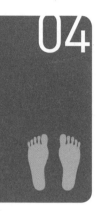

04

병 들기 전에 꼭
발목펌프운동을…

누워서 편하게 짧은 시간 하는 발목펌프운동은
질병을 자연 치유하는 효과가 뛰어나므로
생활습관으로 하기에 최고로 좋은 운동이다.

우리 인체는 활동을 해야 건강하도록 창조되어서 건강하려면 운동을 해야 한다는 것은 진리다. 몸이 병들기 전에 운동을 생활습관으로 만들면 상책이고, 병들고 나서 운동을 습관화하면 하책이지만 그래도 시작하면 늦지 않을 것이다.

발목펌프운동은 고통스럽고, 피로하고, 체력 소모가 많고, 숨이 차게 하는 운동이 아니다. 누워서 쉽고 편하게 하는 운동이면서 질병을 자연 치유하는 효과가 좋아서 생활습관으로 하기에 최고의 운동이다.

인체는 머리털부터 발톱에 이르기까지 전신의 혈액순환과 무관하지 않은 곳이 없다. 발목펌프운동은 혈액순환을 호전시켜서 머리털부터 발톱까지 건강을 좋게 할 수 있는 훌륭한 운동이라 감히 자부한다.

발목펌프운동은 건강한 사람을 항상 건강하게, 혈액순환이 부진해서 질병이 있는 사람은 혈액순환을 좋게 해서 자연 치유를 해준다. 질병이 있어 병원 치료 등 다양한 방법으로 노력을 하고 있더라도 발목펌프운동을 추가로 병행한다면 기존의 치료수단을 방해하지 않고 조력하여 더 빠르고 좋은 효과를 보게 하는 자연건강 운동법이다.

내 몸을 건강하게 만드는 것은 나 외에 타인이 할 수 없다. 의료의 역할도 제한적이다. 내 몸이 스스로 치유할 수 있도록 운동을 얼마나 효과적으로 하느냐가 가장 중요하다.

발목펌프운동의 혈액순환 효과를 믿는다면 운동에 대한 이론과 내게 해당되는 질병의 치료 사례를 참고해서 효과적으로 건강을 관리하는 데 활용하기를 소망한다.

* 아래 글은 끝까지 읽어달라며 보내온 독자의 편지 내용이다.

독자 편지

**수면장애, 심장두근거림, 불면증…
제 심리 상태 좀 검진해주세요ㅠ**

잦은 야근과 업무 스트레스, 팀을 이끌어야 한다는 책임감….
스스로의 성장발전에 대한 압박감과 강박감이 문제였던 걸까요?
처음엔 자다가 가슴 두근거림 때문에 자다 깨기 일쑤였고 그 다음엔 불면증에 시달리다가 어느 날은 3일 동안 1분도 못 잔 적이 있어요.
일이 많아서 늦게 끝난 것도 아니었는데 하루 종일 붕 뜬 기분에 너무 피곤한데 눈을 감아도 잠이 들지 않았어요. 사람이 며칠 동안 잠을 못 잔 상태로 생활하니 정신이 피폐해지더라고요. 정말 딱 10분이라도 잠들고 싶었는데… 몸도 맘도 눈도 너무 피곤한데 뇌만 멀쩡한 기분… 너무 예민해지고 생활이 불가하여 도저히 안 될 것 같아 회사에 휴가를 내고 며칠 쉬었지만 증상은 나아지지 않았어요.

잠을 자더라도 기상할 때 꼭 심장이 터질 듯이 쿵쾅거리고 여긴 어디고 난 누구지? 지금 뭘 해야 하지? 머릿속이 빙글빙글 도는 기분으로 깨어나 씻고 몇 분 지나면 괜찮아지고…. 심장내과 검사도 해봤는데 알 수 없는 이유의 부정맥이라고 했고, 오래 앉아 일해서 생긴 단순한 부정맥인 줄 알고 쉽게 넘겼죠.

이런 식으로 지내다 보니 몸도 마음도 황폐해지고 자신감도 떨어지고 일의 능률도 떨어지고 의욕도 없어지고 이런 내가 회사에 민폐가 되는 것 같고 돈보다 건강을 위해 '일단 나부터 살자.'라는 마음으로 퇴사를 하게 되었습니다.

지금은 퇴사를 하고 집에서 쉰 지 반 년 정도 됐어요. 아무것도 생각하기 싫고 뭘 기억하고 암기하는 것조차 싫고 머릿속에 아무것도 입력되지 않았으면 하는 마음으로 지냈어요. 자고 싶은 만큼 자다 일어나고, 쉴 만큼 쉬고, 힘든 것 없이 잘 쉬고 있는 줄 알았는데 잘 자다가 깨면 심장이며 폐며 등판에 벌레가 기어가듯 간질간질해요. 간지럽다는 게 피부가 아니라 속 안이 간질간질한 느낌이고 답답하고 답답해서 숨이 턱턱 막힙니다. 이런 적이 최근에 있었던 건 아니고 전부터 간혹 있었어요. 스트레스 안 받고 잘 쉬고 있는 거라 생각했는데도 이러네요.

또 다른 증상은 정말 단순한 약속, 특히 약속시간을 맞추기 위해 자야 하는 때에 잠을 잘 자지 못합니다. 평소엔 늦게라도 잠들기는 하는데 약속만

잡히면 낮 약속임에도 잠을 못 자요. 뜬눈으로 밤을 새고 나갑니다. 소풍 전날처럼 전혀 설레지도, 낯선 상대를 만나는 약속도 아니고 친구나 가족임에도 말이에요.

정신적 스트레스 증상일 거라는 예상은 했었는데 호전이 안 되니 너무 걱정스러워요. 퇴사한 회사에서 잘 지내냐는 안부 문자를 간혹 보내는데 그런 연락을 받게 되면 온몸의 힘이 빠지고 심장이 빨리 뛰고 식은땀이 줄줄 흐르고 손발이 덜덜 떨리고 차가워지고 숨이 막혀요. 직장생활과 연관돼서일까요? 저…왜 이러는 걸까요?

일은 더 이상 쉴 수가 없는데 쉬고 있음에도 나타나는 이런 증상 때문에 다시 일하기 무섭고 두려워요. 심리치료를 받아야 하는지 어떤 치료를 받아야 완화될지 꼭 좀 상담 부탁 드립니다 ㅠㅠ.

저자의 Tip

문의 내용으로 봐서는 자율신경실조증, 하지불안증후군으로 보이는 사례다. 이럴 경우는 무슨 운동이든 운동을 하면서 관리를 하고 있지 않았다면 활동(움직임, 운동)을 하는 생활로 스트레스도 풀고 건강도 관리를 하는 생활습관을 만드는 것이 중요하다. 운동을 해서 정신과 몸을 건강하게 하는 방법을 실천해야 한다. 그리고 스트레스 등 각각의 증상에 대한 대책도 마련해야 한다.

스트레스 대처는 이렇게~

스트레스나 우울증은 생각으로 푸는 것이 아니고 행동으로 풀어야 한다. 혈액순환을 좋게 하는 운동을 시작해서 생기를 되찾고 활력이 나는 운동으로 진전시켜 스트레스를 해결하는 노력을 하면 좋다.

질병으로서의 스트레스는 주로 사지의 정맥근 펌프작용인 운동부족과 체액의 오염에 의해서 방아쇠가 되어버린 것이라고 생각하면 된다.

스트레스로 인해 심리적으로 자신감이 떨어지고 위축되어 있으면 몸도 경직되어버린다. 호흡이 얕아지고 신체 감각이 둔감해지면서 인식능력, 판단력까지 떨어지게 되므로 현재 겪고 있는 다양한 질병들이 나타나게 된 단초가 된 것으로 보인다.

갑자기 찾아든 질병들 때문에 놀라고 더욱 긴장하게 되어 건강이 점점 악화되는데 이럴 경우 호흡을 이완시키고 근육을 움직여 혈액순환을 좋게 해주는 운동을 하면 갑자기 찾아온 질병을 물리치는 데 도움이 된다. 운동은 엔도르핀 호르몬의 분비를 촉진하여 우울증·불안감 등을 해소하고 근육긴장 완화와 신체기능을 떨어뜨리는 호르몬 배출도 돕는 효과가 있기 때문이다.

어떤 상황에서도 인간의 몸은 움직여야 건강하도록 만들어졌다. 운동을 하면 우리 몸속에서 스스로 행복하게 하는 화학물질 분비도 증가하게 되고 분노의 에너지도 소모하게 되어 감정을 조절하는 데 일석이조의 효과를 낼 수 있다.

또한 운동은 자신감을 가지게 하고 감정을 조절하고 긍정적인 사고를 도와준다. 건강을 좋게 하여 우울감과 스트레스를 해소할 수 있는 힘을 길러준다.

우울증은 숙면을 하면 80%는 나은 것인데 혈액순환을 좋게 하는 운동이 숙면의 기초이다. 낮 시간대의 운동은 수면의 질도 좋게 하고 우울증을 날려버릴 수 있다.

우울하다면 머뭇거리지 말고 지금 당장 밖으로 나가서 운동을 시작해야 한다. 운동은 자신에게 맞는 운동방법을 찾아 한 가지만 하지 말고 요일에 따라 다양한 운동을 즐길 수 있도록 프로그램화하는 것이 좋다.

운동은 결코 남는 시간에 하는 것이 돼서는 안 되고 최우선 순위에 두고 매일매일 해야 한다. 여건이 되면 그룹으로 운동을 하는 것이 더 좋다.

불면증 대처는 이렇게~

불면증을 유발하는 수많은 원인 중에서 혈액순환 장애는 가장 일반적이고 대표적인 원인으로 꼽힌다. 따라서 불면증을 개선시키기 위해서는 혈액순환을 호전시켜 주는 것이 도움이 된다.

우주비행사가 우주여행을 하기 위해 무중력 공간에 들어가면 하지에 모여 있던 체액(혈액, 조직액, 임파액 등)이 중력의 영향으로부터 해방되어 전신에 균등하게 분산된다. 그 결과 머리나 상반신에 부종을 일으키게 된다.

하루 종일 서서 생활하다가 바로 누워 잠자리에 들면 중력현상에 의해 발과 종아리에 모여 있던 더러운 체액이 비어 있는 공간인 머리를 돌게 되는데, 이때 제일 섬세한 뇌세포가 더러운 체액으로 인해 비명을 지르게 되는 것이 불면증이다.

그래서 잠자리에 들기 전에 신장을 활동시켜서 이 노폐물을 강력하게 여과·정화시켜 맑고 깨끗한 체액으로 머리를 채우면 숙면을 하게 되는 원리다. 낮에 활동하는 동안 직립자세에 의해 생긴 발의 부종을 없애고 나서 취침을 해야 한다는 것을 이해해야 한다.

특히 잠자리에 들기 전에 발목펌프운동을 짧은 시간만 해도 많은 혈액을 필요로 하는 뇌에 혈액을 공급할 수 있어 불면증 해소에 도움이 될 수 있다. 그 효과는 매우 극적이어서 사람에 따라서는 발목펌프운동을 하다가 잠이 드는 경우도 많다.

두 발(무릎)을 펴고 눕거나 앉아 간단한 방법으로 발목 부위에 자극을 주는 것만으로 혈액순환을 한 차원 높게 하는 운동이다.

- 운동기구는 직경 6~10cm, 길이 30cm 정도의 홍두깨, PVC파이프, 맥주병 등이다.
- 바닥에 누워서 복숭아뼈에서 종아리 쪽으로 3cm 정도 위치의 발목 부위 밑에 홍두깨를 놓는다.
- 무릎을 펴고 오른발을 20cm 정도 들어 올렸다 힘을 빼고 홍두깨 위에 떨어뜨리기를 25회 반복한다.
- 항상 오른발을 먼저 하고 왼발로 바꾸며 25회마다 다리를 교체한다.
- 심장과 종아리가 중력을 똑같이 받게 누워서 걷는 운동같이 다리근육을 수축·이완시키면서 발목 부위에 자극을 주는 과학적 원리의 운동이다. 종아리에 고인 체액(혈액, 조직액, 림프액 등)을 심장으로 강력히 밀어 올려 순환시키는 인체 순환 원리로 질병을 자연 치유하는 걷기보다 쉬운 운동이다.
- 고통스럽고, 피로하고, 체력 소모가 많고, 숨이 찬 운동에 비해 발목펌프운동은 누워서 쉽고 편하게 하면서도 혈액순환을 몇 배 더 촉진하는 운동이다.
- 중력의 힘을 빌려 정맥 흐름을 촉진시키고 혈액순환을 원활히 하는 과학적 원리여서 운동하다 보면 어느새 질병이 개선되는 것을 느낄 수 있다.

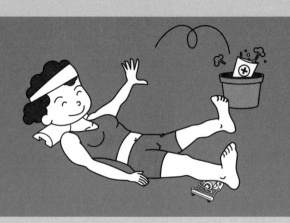

체험사례로 밝혀진
발목펌프운동의
놀라운 효능·효과들

제3장

일일이 열거하기조차 벅차다.
수많은 증상에 효과를 봤다는 사람이 차고 넘치기 때문이다.
발목펌프운동은 가히 만병통치 운동이라 할 만하다.
임상에서 수많은 질병에 효능·효과를 나타낸
발목펌프운동의 진가를 모아봤다.

단 며칠 만이라도
발목펌프운동을 해보면…

발목펌프운동의 다양한 효과를 살피는 데 있어 과학적인 근거 못지않게 중요한 것은 직접 체험한 사람들의 살아있는 이야기일 것이다.

따라서 발목펌프운동을 통해 건강이 실제로 좋아지고 질병이 개선된 수많은 사람들의 체험사례를 살펴보는 일은 대단히 중요한 의미를 담고 있다.

이번 장에서 소개하는 사례들을 보면 인체에 혈액순환이 좋지 않아 생길 수 있는 각양각색의 질병들이 발목펌프운동을 통하여 회복되고 개선되는 상황을 살펴볼 수 있다.

독자들이 쉽게 찾아볼 수 있도록 질병 이름을 가나다 순서로 나열해서 각자의 질병에 맞는 내용을 찾아 참고할 수 있도록 했다.

일상생활 중 누구나 겪을 수 있는 불면증, 만성피로, 소화불량, 변비, 두통에서부터 하지부종, 관절염, 고혈압, 당뇨, 요통 등 치료가 쉽지 않은 고질적인 질환들이 치유되는 사례까지 다양한 내용을 담고 있다.

그뿐 아니라 아토피 등 각종 피부질환과 비만, 정력 강화 등에 이르기까지 다양한 영역에 걸쳐 그 효과를 확인할 수 있다.

대중매체를 통해 혈액순환에 도움이 되는 다양한 방법들이 알려지고 있는 가운데 광고나 언론에 특별한 소개 없이 알음알음으로 발목펌프운동을 하는 사람들이 점진적으로 늘어나고 있는 것은 실로 반가운 일이다.

다양한 사례에서 확인할 수 있겠지만 일단 발목펌프운동을 시작하면 신체 변화를 직접 체험하게 되다 보니 가족이나 가까운 사람들에게 적극적으로 운동을 권유하게 된다.

따라서 우연한 기회에 이 책을 접하게 되어 발목펌프운동을 해보게 되면 분명히 본인만의 운동으로 끝나지 않게 될 것이다.

이 이야기는 결국 발목펌프운동은 돈이 드는 운동이 아니므로 운동이 있다는 것을 알려주기만 해도 된다는 것이다. 너무 늦게 알게 되어 아쉬워하는 사람도 많이 만나다 보니 그 안타까움은 말로 표현할 수 없다.

혈액순환이 개선되면 인체의 일부분만 좋아질 수는 없다. 발목펌프운동의 효과로 혈액순환이 전신에 걸쳐 개선되면서 한 사람이 가지고 있던 여러 가지 질병이 좋아지게 마련이다. 간혹 사례에 대해 "진짜냐?"라고 물어보는 사람을 만나기도 했고, 이 책을 접하는 독자들 역시 똑같은 생각을 할 수도 있을 것이다.

하지만 효과에 대해 의심하기보다 돈이 새롭게 드는 것도 아니니 집에 있는 맥주병이나 보온통을 이용하거나 신문용지 등을 둘둘 말아서 단 며칠 만이라도 해보면 신체가 변하는 것을 체험하게 될 것이다.

또한 운동 효과를 직접 체험해 보기 이전에 자신이 가지고 있는 질병과 유사한 타인의 사례를 살펴보는 것도 좋은 방법이 될 수 있다. 이 책에 엄선된 사례들은 그러한 의미에서 좋은 참고자료가 될 것이다.

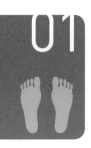

01 가슴 통증·가슴 답답증일 때
발목펌프운동 하루 10분

가슴에 통증이 있고, 가슴이 답답하고, 가슴이 조이는 듯하고, 가슴이 막히는 등의 증상으로 고통을 받고 있는 사람들이 많다. 이런 증상을 유발하는 원인은 다양하다. 소화불량이 원인일 수도 있고, 호흡곤란 때문일 수도 있다.

이런 증상이 나타날 때 발목펌프운동을 하면 좋은 효과를 볼 수 있다. 발목펌프운동을 하면 내장기관을 움직여주고 전신의 혈액순환을 촉진시켜 소화작용을 돕기 때문이다. 또 호흡도 쉽게 해준다. 수많은 체험사례들이 이를 입증해준다.

77세 시골 할머니인데 가슴 통증이 사라졌어요!

저는 77세의 시골 할머니입니다. 나름대로 건강하게 한 세상 살아왔다고 자부해 왔는데 70이 지나면서 몸에 이상이 나타나기 시작했습니다. 어느 날 갑자기 가슴이 조이는 듯 하더니 통증이 얼마나 심한지 말 한마디 못 하고 눈물만 흘렸습니다. 그 고통이 1분만 지속돼도 못 견딜 것 같았고, 자주 그런 증세가 나타나면서 곧 죽을 것 같았습니다.

그래서 심장질환을 잘 본다는 큰 병원을 찾아갔습니다. 그 병원에서 심장질환과 관련된 모든 검진을 다 해 보았지만 증상에 대한 어떤 확증을 주는 것이 아니라 한 달분 약을 주면서 한 달 후에 다시 오라는 말이 전부였습니다. 하지만 여러 달 약을 복용했지만 아무런 차도가 없어서 효과가 없다고 담당 의사선생님에게 호소하였으나 다른 처방을 해 주는 것도 아니고 분홍색 캡슐 약을 하루 한 개씩 먹으라는 처방뿐이었습니다.

제가 사는 시골(충북 청원군 **면)에서 서울에 있는 병원 한 번 가려면 이만저만 고생길이 아니어서 어느 날은 담당의사에게 "언제까지 이 약을 복용하면 차도가 있겠습니까?" 하고 물어 보았더니 "죽을 때까지 먹어야 돼요."라고 했습니다. 눈물이 왈칵 나옵디다. 바쁜 와중에 함께 병원까지 동행해준 며느리한테 미안하기도 하고….

고심 끝에 다시는 올라오지 않겠다고 마음을 다져먹고 동네 약국에 가서 "이것이 무슨 약입니까?" 하고 물었더니 100mg짜리 아스피린이라고 하더라고요. 병원에 한 번 가려면 돈 몇 십만 원씩 길바닥에 버리는데 고작 아스피린 받으려고 십여 번이나 먼 길을 갔던 일을 돌이켜보니 참으로 어처구니없고 억울하기까지 하였습니다. "할머니 약 떨어지면 이 처방 가지고 동네 약국에 가서 약 사서 복용하십시오." 그 한마디 해 주면 되었을 것을.

그러던 중 저의 가슴 조이는 원인이 혈액순환과 관련이 있다는 동네 한 의사 선생님의 얘기를 듣고 '아! 내 몸속에 피가 제대로 돌지 못하는 것이 아픔의 원인일 수도 있겠구나.' 하는 생각이 퍼뜩 들었습니다. 2007년 11월 발목펌프운동을 시작한 것도 그래서였습니다. 부산에 사는 친척이 혈액순환에 좋다고 하면서 〈발목펌프운동이야기〉라는 책자를 보내주었는데 그것이 제게는 소중한 선물이 되었습니다. 저는 곧바로 발목펌프 운동기구를 구입해서 운동을 시작했습니다.

그로부터 얼마 지나지 않아 그 무서운 가슴 통증이 눈 녹듯 사라졌다는 사실을 알게 되었습니다. 발목펌프운동은 제가 오랜 세월 동안 고통을 당한 가슴 통증에서 벗어나게 해주었습니다.

시중에는 우리 몸속에 기계적 전류를 통하게 해서 강제로 혈액순환을 시킨다는 고가의 건강용 기기들이 많이 있습니다. 혈액순환을 촉진시킨다는 건강식품도 다양하게 있습니다. 하지만 대개가 금전적 손실만 크고 효과를 보지 못하는 경우가 다반사입니다.

그런 것과 비교하면 발목펌프 운동기구는 너무도 실속 있는 운동기구입니다. 저가이면서도 혈액순환 효과는 최강자입니다.

발목펌프 운동기구를 마치 사랑하는 애인처럼 옆에 두고 밤낮으로 수시로 애용한 지 어언 2년이 지났습니다. 이제는 하루도 그것을 사용하지 않으면 무언가 할 일을 안 한 것처럼 허전하기까지 합니다.

이제는 가슴 통증도 말끔히 사라졌고, 요실금은 물론 불면증 고통도, 심지어 여름에 더 심해지는 무좀도 깨끗하게 없어졌습니다.

단돈 5만 원으로 제 몸 구석구석에서 아프다고 부르짖는 소리를 잠재우게 되었고 오랫동안 저를 괴롭혀온 고통에서 해방되었기에 이 기쁨을 여러 사람과 함께 나누고 싶습니다.

지금은 누군가 아프다고 하면 무조건 "발목펌프, 발목펌프!"를 권합니다. 친구나 이웃들에게 선물도 열심히 합니다. 그러면서 고맙다는 인사도 많이 들었습니다.

특히 발목펌프운동은 비가 오나 눈이 오나 아무리 바빠도 이에 구애받지 않는 운동법이어서 좋습니다. 시간과 공간이 없어서 이 운동을 못 한다는 변명은 통하지 않습니다. 저는 오늘도 내일도 사랑하는 발목펌프 운동기구를 옆에 두고 죽는 날까지 꾸준히 운동을 해서 건강을 유지할 것임을 거듭 다짐하면서 이 글을 끝맺습니다.

＊추신 : 남편은 제가 발목펌프 운동기구를 애지중지하는 것을 별로 탐탁지 않아 하더니 열심히 해서 가슴 통증이 다소 완화되었다는 말을 듣고 자기도 열심히 따라하는 중입니다. 그러면서 오른쪽 하반신에 쥐가 자주 나서 잠자다가 벌떡 일어나 통증을 호소하곤 하였는데 언제부턴가 다리 쥐가 사라졌다고 아주 좋아하고 있습니다.

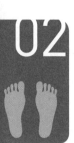

02 간경변·만성간염·B형 간염일 때
발목펌프운동 하루 10분

간염 환자는 쉽게 피로하기 때문에 안정을 취해야 하고 운동을 하면 위험하다고 운동을 못 하게 하는 것은 잘못된 속설이다. 최근의 연구 결과들은 적당히 운동을 열심히 하는 것이 간염의 경과를 악화시키지 않는다고 보고하고 있다.

가벼운 운동을 하면 근육이 수축·이완하게 되고 혈액순환이 촉진돼서 우리 몸속의 노폐물과 수분 배출이 원활해진다. 그 결과 간의 부담을 줄일 수 있다.

발목펌프운동은 다른 운동에 비해 에너지와 산소 소비를 전혀 하지 않는다. 그렇기 때문에 장시간 운동해도 피로하지 않으면서 혈액순환을 촉진시키는 효과가 있다. 따라서 간 기능을 좋게 하는 데도 발목펌프운동은 아주 좋은 운동이라고 할 수 있다.

특히 간은 다른 장기와 달리 이중으로 혈액 공급을 받는 특성이 있다. 간동맥을 통해 동맥혈이 들어오고, 문맥이라는 정맥을 통해서 장에서 흡수된 정맥혈도 들어온다.

간은 또 소화 계통으로 분류되지만, 사실 우리 몸에서 일어나는 거의 모든 일에 관여하여 인체의 화학공장이라고 불린다. 천여 가

지나 되는 효소를 통한 영양분의 물질대사 담당, 해독과 면역작용, 호르몬 조절 등 간이 우리 몸에서 하는 일은 500가지 이상이나 된다.

발목펌프운동의 작용 기전은 세포 레벨에서 완전한 순환 환류를 달성시키는 원리의 운동이다. 따라서 발목펌프운동을 하면 이상적인 체액의 흐름을 유지할 수 있다. 그 결과 간으로 유입되는 혈액을 깨끗한 혈액으로 공급해서 간의 수많은 기능을 담당하는 역할을 순조롭게 하도록 도와주는 효과가 있다. 발목펌프운동은 간의 기능을 회생시키는 운동이라 할 수 있다.

발목펌프운동 6개월 만에 간 기능이 정상범위로 개선 됐어요!

15년 전, 왠지 모르게 몸이 나른해 혈액검사를 하면서 간염에 걸린 것을 알게 되었습니다. 그 당시에는 A형, B형 간염이라고 알려져 있던 것으로 현재의 C형 간염이었습니다.

그리고 8년 전, 병원에서 건강검진을 받았는데 검사 결과 간염이 간경변으로 진행됐다는 사실을 알게 되었습니다. 검사 결과 간 기능을 표시하는 수치인 GOT와 GPT가 정상인이라면 35단위 이하인데 저의 경우 400단위라고 했습니다.

혈액 중의 혈소판이 $10만/mm^2$ 아래로 내려가면 간경변증이라는 진단이 나오는데 저는 $7만/mm^2$였습니다. 그때 의사로부터 "현대의학으로는 치료가 쉽지 않다."는 말도 들었습니다.

그러던 중 지인으로부터 우연한 계기로 발목펌프운동을 추천받아 하기 시작했는데 큰 축복이 되었습니다.

처음에는 반신반의했습니다. 하지만 현대의학에서 포기한 상태였기에 한 번 실천해 볼 결심을 하게 됐습니다. 1회 10분 정도씩 하고, 1일 몇 번씩 시간을 내 실천했습니다. 하루에 평균 2시간씩은 했던 것 같습니다. 그렇게 3주간 계속 하니 작은 변화가 나타나기 시작했습니다. 평소 시시때때로 무릎의 통증과 두통이 있었는데 그 통증과 두통이 없어졌습니다. 그래서 더 열심히 2개월 정도 계속했더니 간경변 특유의 증상인 몸의 나른함이 없어지고 얼굴색이 몰라보게 좋아졌습니다.

그렇게 반 년 정도 지나서 혈액검사를 했더니 놀랍게도 GOT나 GPT 수치가 40단위대로 개선되어 있었습니다.

그 후로도 매일 2시간 정도씩 매일 했더니 간 기능 수치는 기준치 전후로 계속 유지되고 있습니다. 혈소판 수치도 13만 /mm^{2}여서 조금 안심이 되고 저녁에 맥주를 한 캔 정도 마셔도 좋을 정도로 편안해졌습니다. 현재도 발목펌프운동을 계속 하고 있습니다.

＊ 이 내용은 일본인의 발목펌프운동 체험사례입니다.

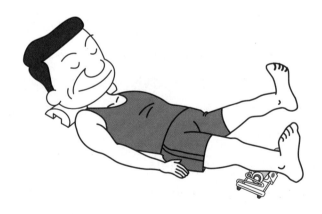

03 감기·몸살일 때 발목펌프운동 하루 10분

감기를 예방하는 방법은 손을 자주 씻어 손에 묻어 있을 수 있는 감기 바이러스를 없애고 손으로 눈이나 코, 입을 비비지 않도록 하라고 한다.

바이러스에 의해 발생하는 호흡기계의 감염이라서 바이러스 접촉을 줄임으로써 예방하는 것이 필요하나 기본적으로 건강하여 면역력이 강하다면 감기에 쉽게 걸리지 않게 될 것이다.

감기 환자를 돌보는 보호자나 가족이 연달아 감기에 걸려서 고생을 하는 경우도 있지만 아무리 가까이서 감기 환자를 돌봐도 감기에 안 걸리는 사람도 있다. 이런 차이가 나타나는 것은 면역력의 차이 때문이다. 면역력이 정상인가, 아닌가의 차이일 것이다.

평소 정상 면역력을 유지하려면 체온을 낮추는 찬 음식 섭취하지 않기, 운동습관으로 몸을 따뜻하게 유지하기, 숙면 취하기, 스트레스 해소하기 등의 생활습관을 지키는 것이 중요하다. 특히 체온 관리는 면역력을 좌우하는 바로미터가 된다. 체온이 1도 떨어지면 면역력이 30% 줄어드는 것으로 알려져 있기 때문이다.

따라서 면역력을 정상으로 유지하기 위한 기본은 운동을 하는 생활습관으로 혈액순환을 활발하게 하여 몸을 따뜻하게 하면서 숙면을 취하고 스트레스를 해소하는 것이 중요하다.

발목펌프운동을 했더니 예전 같으면 과로로 분명 감기몸살을 앓아야 하는데 그러지 않았다든가, 감기에 잘 안 걸리게 됐다는 사람이 많다.

감기나 코감기에 걸려 코가 막히고 콧물이 나는 증상이 나타날 경우 발목펌프운동을 기본으로 하고 손목펌프운동을 병행하면 증상 개선에 좋은 효과를 나타낸다.

비염 콧물이 뚝 멈췄어요!

환절기가 되면 시도때도 없이 찾아드는 비염 때문에 물 같은 콧물을 달고 살았습니다. 증상이 너무 심하면 이비인후과에서 약을 처방받아 먹고 했지만 환절기만 되면 증상이 심해지는 비염 때문에 이만저만 고통스런 게 아니었습니다.

그러던 중 발목펌프운동을 하게 되면서 신기하게도 비염에 효과가 있다는 걸 알게 됐습니다. 이제는 맑은 콧물이 나오면 바로 발목펌프운동을 1000회 정도 합니다. 그러면 어느새 콧물이 뚝 멈춥니다.

발목펌프운동은 감기 걱정도 덜어주었습니다. 감기 기운이 나타날 때도 발목펌프운동을 하면 씻은 듯이 낫습니다. 무엇보다 몸에 안 좋은 감기약을 멀리 할 수 있어서 너무나 좋습니다.

04 갑상선 기능 회복에도…
발목펌프운동 하루 10분

입맛도 좋고 식사도 잘 하는데 짧은 기간에 급격히 체중이 감소하는 경우, 갑자기 맥박이 불규칙하고 빨라지고 가슴이 두근거리는 경우, 안 그러던 사람이 이유 없이 흥분을 잘 하고, 탈모가심해지고, 손톱이 갈라지고, 안구가 돌출되는 등의 증상이 나타나면 호르몬이 과잉 생산되는 갑상선 항진증을 의심해 봐야 한다.

그런 반면 식욕이 없어 잘 먹지 않는데도 체중이 증가하고, 얼굴과 손발이 잘 붓고, 무엇보다 쉽게 피로를 느끼고, 목소리가 쉬면서말이 어눌해지는 등의 증세가 나타나면 갑상선 저하증을 의심해 봐야 한다.

갑상선에 이상이 발생하는 원인은 자가면역질환, 임신과 출산,요오드 과잉 섭취 등 호르몬과 관련이 깊다. 따라서 갑상선 기능 이상은 호르몬 공급조절로 치료를 하게 된다.

갑상선 기능에 이상이 생겼을 경우 전문의들은 과격한 운동이나무리한 운동은 피하고 금연, 금주를 추천한다. 그렇다고 운동을 전혀 하지 않으면 건강은 더 악화되고 치료에 어려움이 가중될 수 있음도 알아야 한다.

그런 측면에서 볼 때 발목펌프운동은 갑상선 기능에 이상이 생겼을 때 하면 좋은 운동이다. 에너지 소모가 적으면서 체액순환을 호전시켜 주므로 적극적으로 활용하면 큰 도움이 된다.

여기서 기억해야 할 것은 갑상선 기능 이상은 다이어트를 한다고 갑자기 과격하게 운동의 강도를 높이거나 절식과 금식을 하는 등 급격하게 생활패턴을 바꾸는 것과도 연관이 깊은 것으로 알려져 있다. 또 모발이 빠져서 발모를 위해 호르몬으로 제조된 발모제를 너무 장기간 먹는 과욕에서도 호르몬의 불균형을 초래해 갑상선에 이상이 생길 수 있다는 것도 참고하면 좋겠다.

혈당수치가 정상을 찾고, 갑상선 저하증 약도 줄였어요!

저는 2년 전 병원에서 당뇨병이라는 진단을 받고 약을 먹고 있었습니다. 갑상선 저하증으로도 약을 먹고 있었고, 30년 동안 미용실을 하다 보니 허리도 안 좋고, 다리도 저리는 증상을 갖고 있었습니다.

그런데 발목펌프운동을 한 지 6개월 만에 혈당수치가 정상을 되찾았습니다. 갑상선 저하증으로 먹고 있던 약도 하루 반쪽에서 이틀에 반쪽 먹기로 바뀌었습니다. 의사로부터 그런 말씀을 들으면서 너무도 기분이 좋았습니다. 허리, 다리 통증도 많이 호전돼서 살맛이 났고….

그래서 지금은 발목펌프운동을 알리는 열렬 전도사가 됐습니다. 앞으로도 꾸준히 발목펌프운동을 해서 완전히 약을 끊을 때까지 노력할 생각입니다.

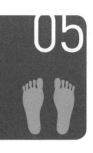

05 고지혈증 약을 끊게 한 발목펌프운동 하루 10분

혈액 내에 지방 성분이 정상보다 많은 상태가 고지혈증이다. 고지혈증 상태가 지속될 경우 동맥경화, 뇌졸중, 심근경색증, 협심증으로 악화되기 때문에 각별히 주의해야 한다. 고지혈증을 개선하기 위해서는 식생활 조절, 운동을 하는 생활습관, 정상체중을 유지하는 것이 중요한 지침으로 알려져 있다.

고지혈증에 발목펌프운동이 추천되는 것도 이 때문이다. 특히 발목펌프운동은 고지혈증 개선에 안성맞춤 운동법으로 널리 추천되고 있다. 발목펌프운동이 고지혈증을 감소시키는 원리는 과학적이다. 하지 정맥의 큰(굵은) 혈관에서 내장의 가는 모세혈관으로 피를 보낼 때 베르누이의 과학적 흐름 원리에 의해 혈류량과 속도를 높여 불순물을 정제한다는 것이다.

모든 내장의 정맥혈관은 하지 대정맥에 접속 합류하고 있다. 하지 대정맥을 수축·이완시키는 발목펌프운동은 하지 정맥 전체의 유속을 증가시킨다. 또 베르누이의 원리로 내장의 정맥 모세혈관의 혈류를 증가시키고 촉진시킴으로써 장기의 기능을 향상시켜 체액 중에 있는 중성지방 같은 불순성분의 과잉 발생과 전신순환을 방지

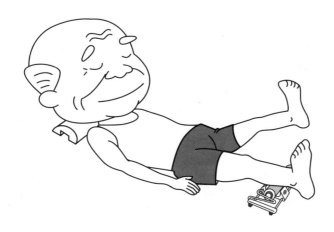

한다는 것이다.

따라서 고지혈증을 개선하기 위해서는 지방이 많은 음식을 줄이는 식이요법을 실천하면서 운동도 꼭 해야 한다. 발목펌프운동은 혈액순환을 촉진시켜 지방을 연소하는 효과가 뛰어나므로 적극적으로 실천하면 도움이 된다. 게다가 쉽고 편한 운동법이어서 남녀노소 누구나 할 수 있다는 장점도 있다.

콜레스테롤 수치가 떨어졌어요!

69세인데 노인대학에 다니면서 발목펌프운동을 알고 시작한 지 4개월 정도 됐습니다. 이 운동을 시작하면서 노인들이 흔히 가지고 있는 불면증, 다리 쥐 등 여러 가지 질병이 동시에 좋아졌습니다. 특히 콜레스테롤 수치가 낮아져서 놀랐습니다. 6년 전에 230, 4년 전에 251, 2년 전 261. 이렇게 악화일로를 걷고 있었는데 발목펌프운동을 시작한 지 4개월 만에 246이 나왔기 때문입니다.

총콜레스테롤 200이 정상인 것을 감안하면 아직 높은 편이지만 발목펌 프운동을 꾸준히 한다면 더 좋은 효과가 나타나리라 확신합니다.

많은 사람들에게 널리 알리고 싶은 운동입니다!

33년간 공직생활을 명예롭게 마감하고 건강을 챙기며 소일하고 있는 6 학년 4반입니다. 지금까진 별로 크게 아픈 곳 없이 건강하게 지내왔는데 나이가 든 탓인지 안 아프던 곳이 한두 군데씩 이상이 생기기 시작했습 니다. 비만체질도 아니고 날씬한 몸매에 육류보다는 주로 채식을 많이 섭취하는 편인데도 콜레스테롤 수치가 290 정도까지 오르고, 허리가 아 프면서 뒷다리가 당기며 저리는 현상까지 나타났습니다.

평소 하던 생활습관대로 매일 규칙적으로 식사하고, 아침에 일어나면 바로 스트레칭으로 1시간 정도 몸도 풀어주고, 틈틈이 자전거 타기, 등 산, 걷기 등으로 운동을 하면서 나아지겠지 했습니다.

그런데 호전될 기미를 보이지 않고 계속 신경이 쓰일 정도로 아프기에 참다못해 하는 수 없이 친구 의사에게 가서 진찰을 받았습니다. X-ray를 찍어 본 결과 "척추 4번과 5번 사이가 조금 좁아져서 그런 것 같다."면서 "한 번 속는 셈치고 발목펌프운동을 해보라."는 권유를 받았습니다.

그 당시에는 '이런 운동을 한다고 해서 설마 괜찮아질까?' 하는 의문도 들고 솔직히 별로 하고 싶은 마음이 없었습니다. 그러나 꾸준히 해 보고 난 뒤 판단해도 늦지 않겠다는 생각이 들었고 무엇보다 큰 돈 들이지 않 고도 가정에서 손쉽게 할 수 있는 운동이어서 밑져야 본전이라는 생각 으로 한 번 해 보기로 마음을 먹었습니다.

그래서 곧바로 인터넷에서 검색을 해서 소음 걱정 없고 음성 카운터까 지 해준다는 발목펌프 운동기구를 구입했습니다. 곧바로 실천에 들어가 구입 시 보내 준 책자에 소개된 사용법대로 아침저녁 하루에 2번, 매회 600회씩 발목과 손목펌프운동을 꾸준히 해 오고 있습니다.

지금 한 달 정도 됐는데 어느새 허리 아프고 뒷다리가 당기며 저리는 증세, 항상 어깨 근육이 잘 뭉쳐 아픈 증세가 싹 사라져 그 효과를 톡톡히 보고 있습니다.

또한 발목펌프운동을 하고 나면 확실히 몸도 가볍고 정신도 맑아지고 피곤도 가시는 기분이 듭니다. 특별히 숙면에도 도움을 주는 것 같습니다. 다들 나이가 들면 깊은 잠을 못 자고 자다가 한 번 깨면 잠이 안 온다고 하는데 취침 전 발목과 손목펌프운동을 하고 잠자리에 들면 깊은 잠에 빠지고 잠도 잘 옵니다.

특히, 콜레스테롤 수치도 거의 정상 수준으로 떨어져서 자신감도 생겼습니다. 비록 이 운동을 시작한 지 한 달여 기간으로 짧지만 앞으로 쉬지 않고 꾸준히 지속해 나갈 생각입니다.

누구나 손쉽게 할 수 있는 발목펌프운동을 생활화하면 건강한 삶을 누릴 수 있을지도 모른다는 믿음이 생기면서 주위 사람들에게도 적극적으로 소개도 하고 있습니다. 많은 사람들이 발목펌프운동을 통해서 몸도 마음도 건강한 삶을 누리시길 간절히 바랍니다.

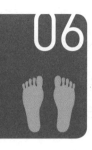
고혈압은 이 글을 쓰고 있는 저자와도 인연이 깊은 증상이다. 28년 전에 고혈압인 것을 처음으로 알았다. 그 당시는 몸무게가 적정수치보다 25kg이나 더 나가는 과체중 상태였다.

그런 상황에서 고혈압 약을 먹으면서 체중 관리를 시도했으나 쉽지 않았다. 발목펌프운동이 고혈압에 좋다는 정보를 알고 시작을 해서 현재까지 17년간 발목펌프운동을 하고 있지만 현재도 혈압에 대해서는 완전히 치유가 되었다는 확신이 없어 꾸준한 관리를 하고 있는 상황이다.

그래서 발목펌프운동을 적극적으로 전파하는 사람으로서 발목펌프운동을 하면 고혈압이 좋아지니 꾸준히 하면 혈압은 걱정할 필요가 없다고 자신 있게 단적인 표현을 할 수는 없다.

설사 의사 선생님이 혈압 약을 먹지 않아도 된다고 처방하더라도 시간별, 계절별, 생활환경 변화에 따라 혈압은 변할 수 있기 때문에 안심하고 약을 안 먹을 수가 없다.

일례로 저자는 여름에 혈압 약을 안 먹고 지낸다. 여름에 혈압 약을 먹으면 혈압이 너무 낮아 혈압 측정기로 측정이 안 될 정도로 내려가기 때문이다. 한 번은 여름에 땀을 뻘뻘 흘리며 관악산 등산을 하다 마당바위에서 잠시 쉰 후 다시 오르려고 일어나다가 몇 초간 어지럽고 정신이 없을 정도로 저혈압이 되어 큰 사고로 이어질 뻔한 아찔한 순간도 있었다.

그래서 여름에는 혈압 약을 안 먹고 지내지만 늦가을 쌀쌀한 날씨로 바뀌면 혈압이 오르는 것을 알고 약을 다시 먹곤 한다.

흔히 나이 들수록 혹은 가족력으로 인한 고혈압은 불가항력이라고 여기기 쉽다. 하지만 노력 여하에 따라 얼마든지 정상으로 관리할 수 있는 것이 혈압임을 알리고 싶다. 혈압을 정상으로 유지하는 데 도움이 되는 다양한 방법들을 꾸준히 실천하면서 몸 상태를 체크해야 한다.

기존에 앓고 있던 신장질환, 부신 종양, 선천성 심장질환, 약물 등 다양한 질환이 원인이 되는 2차성 고혈압을 제외한 본태성 고혈압은 비만, 활동(운동·움직임) 부족, 과식, 음주, 흡연, 염분 섭취, 스트레스 등이 중요한 발병 원인으로 알려져 있다. 그리고 이들 원인들을 제거하기 위해서는 스스로의 관리가 무엇보다 중요하다.

체중 1kg을 감량하면 수축기 혈압은 1.6mmHg, 이완기 혈압은 1.3mmHg 정도가 낮아지는 것으로 알려져 있는 것을 보면 체중을 정상으로 하는 것이 얼마나 중요한지 알 수 있다.

정상 체중만 유지해도 수많은 질병 개선에 도움이 된다는 것은 널리 알려진 사실이다. 고혈압을 관리하기 위해서도 정상 체중으로 만드는 것은 중요한 포인트다.

2018년 12월 종합병원 건강검진에서 고혈압 약을 먹고 있지 않은데도 고혈압 지적을 받지 않았는데 겨울철임에도 정상 체중으로 만든 결과라고 본다.

무릎이 아프면 무릎 부분만 재활을 해도 복구가 가능하지만 고혈압은 전신을 종합적으로 관리를 해야 하는 질병이다. 체중조절, 운동, 식이요법들을 분리해서 부분적으로 고혈압을 관리할 수 있다고 생각해서는 안 된다.

아무튼 혈압 관리를 위해 운동은 반드시 해야 할 지침이지만 고혈압이면 운동을 할 때 제약도 많은 편이다. 특히 추운 계절 외부에서 운동, 운동 전후 준비운동, 마무리운동 시 조심해야 할 사항도 많다.

혈압이 높을 때 발목펌프운동은 제약 없이 할 수 있는 운동법 중 최고다. 헬스장으로 운동을 하러 가는 이동 시간, 준비운동과 마무리 운동, 기상 상황으로 인한 불편, 운동을 위한 돈의 지출 등 운동을 하는 데 따르는 스트레스가 거의 없는 운동법이기 때문이다.

하는 요령도 지극히 간단하다. 부작용 걱정은 하지 않아도 된다. 이런 모든 문제가 전혀 없이 누워서 쉽고 편하게 하면서 혈액순환의 효과는 비교가 안 될 정도로 훌륭하니 적극 권하지 않을 수가 없다.

눈이 오거나 비가 올 때, 황사·미세먼지가 심할 때, 춥고 무더운 계절일 때, 관절질환으로 잘 걷지 못할 때도 발목펌프운동은 예외다. 안방에 누워서 편안하게 운동할 수가 있으므로 적극적으로 실천하는 것이 좋다.

다만, 아무리 발목펌프운동을 찬양해도 인간은 걷지 않으면 안된다. 죽기 전까지 걸어야 하고 걷지 못하면 죽는 길이니 발목펌프운동을 하더라도 적당한 걷기를 해서 다리 근력을 키우라는 것을 강조하고 싶다. 발목펌프운동을 기본으로 하면서 걷기를 병행하면 혈액순환 장애로 오는 다양한 질병, 질환에 좋은 효과를 볼 수 있을 것이다.

5개월 꾸준히 하면서 혈압 약을 끊게 됐어요!

저는 고등학교에서 교편을 잡고 있는 교육공무원입니다. 2004년도 공무원 신체검사에서 최저 100mmHg, 최고 160mmHg로 고혈압 진단을 받았습니다. 열흘 후에 재검을 받았는데도 같은 수치가 나왔습니다.

그 후 집에서 가까운 가정의학과에 가서 다시 혈압을 재보았더니 같은 수치였습니다. 의사는 혈압강하제를 복용해야 하며, 꾸준한 운동을 해야 한다면서 한 달 약 처방을 해주었습니다.

이때부터 약을 복용하기 시작했는데 날마다 약을 복용하는 것이 여간 불편한 일이 아니었습니다. 게다가 운동을 해야 한다고 했지만 운동할 시간을 내기도 쉽지 않았습니다. 집에서 직장까지는 50km로 왕복으로 치면 100km였고, 두 시간이나 소요되는 거리였습니다. 그러니 따로 시간을 내 운동을 할 수 있는 여건이 안 되었습니다.

그러던 중 모처럼 겨울방학을 맞아 조금 한가해지면서 매일 아침저녁으로 등산을 하게 되었습니다. 두 달 간 꾸준히 아침저녁으로 한 시간씩 집 앞의 산을 오르내리며 등산을 했습니다. 그런 다음 혹시나 해서 병원에 가서 혈압을 체크해 보았는데 100mmHg/135mmHg로 좀체 혈압이 떨어지지 않았습니다.

그러던 어느 날, 친척 한 분과 술자리를 갖던 중 혈압 이야기를 하게 됐습니다. 그런데 친척 분이 추천한 것이 있었습니다. 발목펌프 운동기구였습니다.

친척 분은 OO전자회사의 해외지사장으로 근무하고 계신데 그룹 회장이 꾸준히 사용한 결과 발톱이 새로 났다는 말도 함께 해줬습니다. 친척 분은 당뇨 때문에 꾸준히 하고 있다면서 저한테도 해보라고 권하셨습니다.

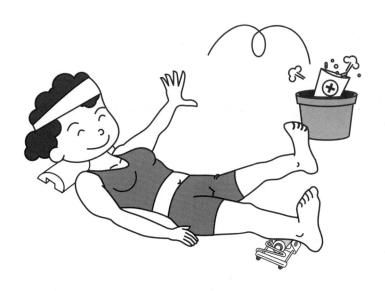

그 말을 듣고 인터넷에서 검색을 해서 운동기구를 구입했고, 2005년 10월부터 발목펌프운동을 하기 시작했습니다. 처음에는 생각이 날 때마다 수시로 운동을 하다가 11월 달부터는 아침 6시 10분부터 6시 30분까지 하고, 저녁 먹기 전에 하고, 자기 전에 하는 식으로 규칙을 정해서 매일 매일 하기 시작했습니다.

이렇게 하기 시작하자 얼마 안 돼 코가 뻥 뚫리는 기분이 들었습니다. 또 얼굴에 뜨거운 뭔가가 흐르는 것 같기도 했습니다.

그렇게 3개월이 지났을 때 저는 그동안 먹던 혈압 약을 2일에 한 번씩 먹게 됐습니다. 그리고 그로부터 한 달 뒤에는 3일에 한 번씩 먹다가 약을 먹지 않았고, 혈압계를 사서 계속 체크를 했더니 혈압 약을 복용했을 때는 80mmHg에 120mmHg에서 어느 때는 90mmHg에 130mmHg으로 일정치 않았습니다.

그런 식으로 꾸준히 5개월을 체크하면서 완전히 혈압 약을 끊게 됐고, 그 대신 감마리놀렌산을 복용하기 시작했습니다. 그러자 혈압은 76mmHg에 117mmHg 정도로 유지되었지만 어느 때는 95mmHg에

135mmHg까지 몸의 상태에 따라 조금씩 달랐습니다.

저는 기숙사 사감을 겸하고 있었기 때문에 항상 잠이 부족했고 밤늦게까지 학생들 지도 때문에 잠을 쫓기 위해 담배를 많이 피워서 그런지 정상혈압으로 조절이 잘 안 됐던 것 같습니다. 실제로 잠을 충분히 자고 담배를 적게 피우는 날은 77mmHg에 118mmHg 정도로 혈압이 유지되기도 했습니다.

특히 발목펌프운동은 혈압을 낮추는 효과뿐만 아니라 혈액순환이 잘 되니까 얼굴 혈색까지 좋아졌고, 머리를 감을 때마다 머리카락 빠지는 현상도 현저히 줄어들어 이래저래 많은 덕을 보았습니다.

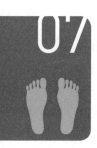

공부 때문에 운동할 시간이 없을 때
발목펌프운동 하루 10분

운동을 할 수 없는 환경에 처해 있는 사람이 많다. 수능을 준비하는 학생, 취준생 등 공부만 하느라 시간이 없어 운동을 못하고 하루 내내 책상에 앉아 있는 사람들도 그렇다. 하루 종일 컴퓨터로 일을 해야 하는 직장인도 마찬가지다.

이렇게 공부만 하다가 혹은 일만 하다가 신체 어느 부위가 저리거나, 차거나, 붓거나, 쑤시거나, 허리·무릎·어깨가 아프거나 하는 등 운동을 안 해서 오는 증상은 참으로 다양하다.

이렇게 해서 나타나는 증상의 대부분이 혈액순환이 잘 안 되어서 나타나는 질병이라는 것을 모르고 병원을 찾고, 한의원을 찾느라 시간과 돈을 낭비하게 된다.

더군다나 큰 꿈을 이루기 위해 열심히 공부하다가 다리가 저리고 잠을 잘 못 자게 되는 증세가 발생하면 치료를 하느라 공부에도 큰 차질을 빚게 된다.

따라서 수험생들은 영양관리도 잘해야 하지만 운동을 통해 몸의 신진대사도 원활하게 해줘야 한다. 공부에만 전념하고 영양은 좋지 않고 운동이 부족하면 아주 다양한 신체 변화를 겪게 되는데 이런 경우 영양을 챙겨주고 순환을 좋게 하는 운동을 짧은 시간이라도 규칙적으로 하면 큰 도움이 된다. 영양이 부족하고 혈액순환을 호전시켜 주지 않으면 허리도 아프게 되고 저림 등 몸이 약해져 결국 공부에 방해가 되기 때문에 혈액순환을 호전시키는 운동을 공부와 병행해야 공부를 건강하게 끊임없이 계속할 수가 있다는 것을 인식할 필요가 있다.

공부하는 수험생들이 시간과 장소에 구애됨 없이 가장 효과적으로 할 수 있는 운동이 발목펌프운동이다. 아침저녁으로 공부하는 틈틈이 해주면 혈액순환을 한 차원 높게 개선시켜서 산소를 가장 많이 필요로 하는 뇌세포에 충분한 산소를 공급하여 시험성적 향상은 물론 건강까지 두루 챙길 수 있어 성공으로 가는 지름길이 될 수 있다.

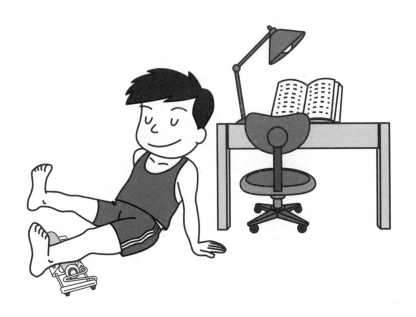

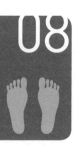

08 과민성 대장증후군일 때 발목펌프운동 하루 10분

내장에 경련과 복통, 설사, 변비가 번갈아 생기고, 속이 불편한 것이 끊임없이 계속돼 대장내시경이나 엑스레이 검사를 해도 아무 이상이 없다고 하고, 원인이 파악 안 되고 치료가 잘 안 되는 내장 질병이 과민성 대장증후군이다.

복부 팽만감과 같은 불쾌한 소화기 증상이 반복되며, 배변장애 증상을 가져오는 만성적인 질환이다. 정신적 스트레스가 과민성 대장증후군을 일으키는 유발원인이라는 것 외에 뚜렷한 원인으로 밝혀진 것이 없어 치료가 어려운 질병이다.

스트레스가 원인이든 아니든 과민성 대장증후군이 발생했을 때 쉽게 치료가 되는 경우도 있지만 원인이 된 스트레스가 해소되어도 치료가 안 될 때는 오랜 기간 고생을 하게 된다. 병원을 바꾸어 다니면서 치료를 하고, 대장에 심한 자극을 주는 음식과 과식을 피하고, 규칙적으로 식사를 하면서 관리를 해도 잘 치료가 안 되는 경우도 있다.

이런 경우에는 병원에만 의존할 것이 아니라 발목펌프운동 같은 운동요법으로 해결하면 의외로 쉽게 해결될 수도 있다.

반듯하게 누워서 발목펌프운동을 하면 직립해서 하는 다른 운동과 달리 신체가 중력의 영향을 거의 받지 않고 운동을 할 수 있다. 중력의 영향을 받지 않으면서 발목펌프운동을 하면 아주 약간의 복부 움직임으로도 복부 근육과 등 뒤 근육을 사용하기 때문에 장운동이 활발해져서 쾌변을 할 수 있고, 속도 편해지는 효과가 나타난다.

신경성 대장증후군으로 시련과 고통의 10년 극복했어요!

울산시 남구에 살고 있는 한○○(남, 57세)입니다. 저와 아내는 만난 지 약 32년이 되었고, 슬하에는 남매를 두고 있으며, 외손녀를 두고 있기도 합니다.

약 10년 전 자영업을 운영하던 중 아내가 배가 아프다고 하여 병원에 갔더니 검진 결과 장에 가스가 많이 차서 그렇다고 했습니다. 급한 대로 항생제와 링거를 맞고 약 처방을 받은 후 귀가하여 아픔이 가셨지만 그로 인해 20여 시간 동안 아팠던 후유증은 이루 말할 수 없을 정도였습니다. 그 일이 있은 후부터 약 20~30일 간격으로 부정기적으로 장이 뒤틀리고 쥐어짜면서 진땀이 나는 심한 고통이 주기적으로 찾아오면서 아픔과 괴로움을 당하기 시작하였습니다. 짧게는 약 30시간 정도, 길게는 약 48시간 정도 지속되다가 병원에 가거나, 어느 정도 시간만 지나면 멀쩡하게 낫는 경우도 있었으며, 퇴원 후 다시 응급실을 찾는 경우도 허다하였습니다.

알 수 없는 통증에 대한 원인을 찾고자 울산 시내 종합병원, 의원 등을 수없이 다녔습니다. 야간에는 응급실, 주간에는 내과를 찾아 내시경, 초음파, X-레이 등 촬영 검진을 하였지만 의사마다 '신경성 대장증후군'이라는 병명을 이야기하면서 신경을 적게 쓰고 운동을 열심히 하라면서 항생제로 일시적인 고통만 면하게 해주었습니다.

아내는 처녀시절 대구에서 약국의 약사보조원으로 일한 경력이 있어 항생제 남용에 대해서는 누구보다도 잘 알고 있었습니다. 그래서 항생제 투여에는 부정적인 사람이었는데 모진 아픔과 고통을 참지 못하여 먼저 항생제 투여를 요구하기도 해서 그 고통이 얼마나 심한지 짐작할 수 있었습니다.

혹시 저는 아내가 큰 병이라도 있는지 염려되어 서울에 있는 아산병원까지 가서 종합검진을 받았으나 병명은 밝혀지지 않았습니다. 그럼에도 불구하고 가끔씩 48시간 동안 쥐어짜는 듯한 아픔과 고통이 찾아왔으며, 한 번 그 일을 겪고 나면 살이 쑥 빠지고 핼쑥해져 대인기피증까지 생겼습니다. 심신이 극도로 쇠약해져 아픔을 이겨낼 수 있는 의지력까지 상실할 정도였습니다.

이렇게 아픔과 고통을 당하는 아내도 답답했겠지만 옆에서 그 아픔을 지켜봐야 하는 저의 고통도 이루 말할 수 없을 정도였습니다. 울면서 살려달라고 애원하는 아내를 바라보며 억장이 무너져 내렸습니다. 안타깝고 미안하고 고통스러웠습니다.

언제부턴가 이웃사람들도 병원에 자주 간다는 사실을 알게 되면서 다들 위로를 해주던 중 한 분이 울산에서 내과 분야에서는 제일가는 ○○병원을 찾아보라고 하여 원장에게 특진을 의뢰하게 되었습니다.

그리하여 이것저것 검사를 모두 마쳤을 때 원장님께서 하신 말씀은 "의사생활 30년을 하였지만 이렇게 원인불명으로 모진 아픔을 겪고 있는 사람을 두 번째로 본다."면서 "첫 번째 환자는 하도 통증이 심해 부산대학병원에서 멀쩡한 배를 수술해 봐도 이상이 없다는 소견이었다."고 했습니다.

그 말을 들으면서 참으로 막막했습니다. 하지만 멀쩡한 배를 수술해서라도 고통을 없앨 수 있으면 그렇게 하고 싶은 심정이었습니다. 그러나 담당의사는 "병명도 없는데 어떻게 함부로 수술하느냐?"며 저의 답답한 심정을 알아주지 못했습니다.

답답한 마음에 저는 다른 방법을 찾아보기로 했습니다. 침도 맞고 한약도 달여 먹여보고, 심지어 소가 쓰러져 일어나지 못할 때 상비약으로 쓰던 넉삼(소태같이 쓴맛)까지 먹게 해 아내가 실신한 적도 있었습니다.

옛말에 병은 소문을 내라고 했듯이 지인의 소개로 한 사찰을 찾아 스님의 권유로 배에 흉터가 남고 물집이 생기도록 수십 일간 쑥뜸도 뜨고 기치료 등도 해보았습니다. 아내의 아픈 배를 낫게 할 수만 있다면 못할 것이 없다고 생각했습니다.

그렇게 해도 효과는 그때뿐이었습니다. 배 아픈 데 좋다는 온갖 나무, 약초 뿌리 등을 먹어봐도 아픈 배는 낫지 않고 아내의 고통은 점점 더 심해만 갔습니다.

그러던 어느 날 불심으로 보살펴주던 스님께서 택배를 보내셨습니다. 뜯어보니 발목펌프 운동기구였습니다. 답답한 아내는 무엇이라도 해보자며 저녁마다 발목펌프운동을 하기 시작했습니다. 배아픔도 혈액순환을 좋게 하면 나을 수 있다는 스님의 말을 믿어보기로 한 것입니다.

처음에는 너무 심하게 운동을 하여 발목이 아플 정도였습니다. 그러나 점차 숙달이 되면서 얼굴에 생기가 돌고, 배아픔을 느끼는 횟수는 점차 잦아들기 시작했습니다.

그래서 더 열심히 하고 더 기쁜 마음으로 한 지 이제 3년! 이제 더 이상 몸서리치게 아픈 쥐어짜는 듯한 장 뒤틀림의 아픔과 공포는 사라졌습니다. 요즘은 스크린 골프까지 배우면서 삶의 활기를 완전히 되찾았습니다.

무엇보다도 발목펌프운동과 인연이 되어서 지긋지긋한 아픔과 고통에서 해방되어 생기 있게 살아가는 아내를 보면서 제가 느끼는 행복은 이루 말할 수 없을 정도입니다. 지금 이 시간에도 알 수 없는 병마로 고통스런 하루하루를 보내고 있는 사람들에게 저의 경험이 도움이 되기를 바랍니다.

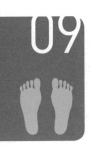

09 류마티스 관절염
퇴행성 관절염일 때
발목펌프운동 하루 10분

퇴행성으로 인해 또는 운동이 부족해서 무릎이 아픈 경우는 발목펌프운동을 해서 무릎을 건강하게 하는 노력을 한다면 좋은 효과를 볼 수 있다.

퇴행성 관절염은 통증이 주증상이고, 아침에 뻣뻣한 증상이 나타나고, 30분 이내에 좋아지는 특성이 있다. **류마티스 관절염**은 무릎 고관절이 붓고, 열이 나고, 부종, 열감, 통증, 피로감, 체중감소 등을 동반한다. 또 손가락·손목·발가락 등 작은 관절에서 큰 관절로 진행된다는 것을 알고 증상에 따라 병원에서 상담을 하면 효율적일 것이다.

나이가 들어감에 따라 퇴행성 변화를 나타내는 무릎관절은 나 아닌 타인이나 의료가 원상회복을 해 주지는 못한다. 평소 균형 있는 영양 섭취와 관절에 도움이 되는 운동으로 퇴행하는 관절을 회복하는 방법이 최선이다. 퇴행하는 관절을 건강하게 할 수 있는 확실한 운동법을 찾아 무릎을 건강하게 만들겠다는 강한 재활 의지와 꾸준한 실천이 무엇보다 중요하다.

특히 무릎관절에 과체중은 적이다. 관절에 해로워서 체중 감소는 필수이며, 장시간 무리하게 걷기나 달리기를 하는 것도 피해야 한다. 체중의 무게와 관절의 마찰에 따른 충격부담으로 무릎 건강에 이롭지만은 않다는 것을 이해해야 한다.

의사나 한의사에 따라 걷는 것이 무릎관절에 좋다, 나쁘다 처방을 다르게 하는데 한 가지 분명한 것은 걷지 않으면 관절은 더욱 퇴행될 수밖에 없다는 것이다. 또 무작정 많이 걸어도 관절에 무리가 돼서 이롭기만 한 것은 아니지만 관절 강화를 위해 적당한 걷기는 꼭 필요하다.

특히 체중 부담이 없으면서 관절을 건강하게 할 수 있는 운동방법이 필요한데 혈액순환을 호전시키는 발목펌프운동이 최고라고 할 수 있을 것이다.

반바지를 입고 발목펌프운동을 하면서 무릎 주변 근육이 수축되고 이완되는 것을 관찰해 보자. 연골 주변 근육의 움직임과 혈액순환을 좋게 해주는 발목펌프운동의 복합작용으로 무릎이 건강하게 될 수 있다. 발목펌프운동은 연골 주변 근육을 강화시키고 혈액순환을 호전시키는 원리라서 관절 건강에 아주 좋은 운동이라 할 수 있다.

류마티스 관절염에 발목펌프운동을 하면서 효과봤어요!

2007년 어느 날 무릎이 아프기 시작했습니다. 앉으면 일어서기가 불편하고 서 있으면 앉기가 불편했습니다. 무릎이 아파서 얼굴 표정이 일그러질 정도였습니다. 시간이 갈수록 통증이 점점 심해졌습니다. '어쩜 좋을까?' 고민을 하면서 침을 맞으러 한의원에 다녔습니다. '서너 개월 다니면 좋아지겠지.' 했습니다. 하지만 좀체 좋아질 기미를 보이지 않았습니다. 그래서 정형외과를 찾았습니다. 담당의사는 "무릎에 물이 차서 그렇다."면서 "물을 빼고 며칠 치료하면 좋아질 것"이라고 했습니다.

그러나 3개월 동안 치료를 받았지만 무릎 통증은 낫지 않았습니다. 그렇게 1년이 되었지만 통증은 여전했습니다. 그러던 어느 날 지인이 큰 병원에 가서 정밀검사를 받아보는 것이 좋겠다고 하기에 종합병원을 찾았습니다. 검사를 해 본 결과 류마티스 관절염이라는 판정을 받았습니다. '류마티스 관절염?' 들어본 적도 없는 병이었고, 당연히 아는 지식도 없었습니다. 그런데 진단을 받고 난 후 알아보니 무서운 병이라는 생각을 지울 수가 없었습니다. 잘 낫지도 않는 고질병으로 알려져 있었습니다. 눈물도 나고 정말 이러다 죽는 건 아닌지 무섭기도 했습니다.

병원에서 써준 처방전을 들고 약국에서 약을 지으니 비닐봉지가 가득 찼습니다. '이 약을 다 먹으면 혹시 위장병이 생기지 않을까?' 하는 걱정부터 앞섰습니다.

그래도 아프니까 우선 약을 먹어야 했습니다. 6개월 정도 먹고 나니 소화불량까지 생겼습니다. 그야말로 엎친 데 덮친 꼴이었습니다. 밥도 잘 먹지 못하고 움직이기도 싫고 누구 만나기도 싫고 누워만 있었습니다. 그러자 남편이 위 검사를 하자고 권했습니다. 위에 문제가 있나 해서 위 내시경과 대장암 검사를 했습니다. 검사 결과 이상이 없다는 의사선생님의 말씀을 들었습니다. 그 말에 조금 안심은 되었지만 몸 상태는 변함이 없었습니다.

'아무 이상이 없다는 데 왜 몸은 이리도 안 좋을까?' 도무지 알 수가 없었습니다. 걱정을 하니 밤잠도 잘 못 자 신경약까지 먹게 되었습니다. 몸무게는 13kg이나 빠지고…저를 알던 사람들은 "어디 크게 아픈 것 아니냐?"고 다들 걱정할 정도였습니다.

그러던 어느 날이었습니다. 2008년 8월 어느 날, 남편이 서울 H대학병원에서 검사를 받아보자고 하였습니다. 그곳에 가보니 저와 같은 환자들이 많았습니다. 그 환자들의 손가락이나 발목을 보고서 저는 그래도 나은 편이라고 생각했습니다.

의사 선생님께서 보시더니 "고생 많으셨다." 고 하시면서 이곳의 약을 열심히 먹으라고 하셨습니다. 그때부터 약을 먹기 시작했습니다. 그러면서 조금씩 호전되는 것도 느꼈지만 집에 일이 있어 조금이라도 손을 많이 쓰면 손가락이 붓고 무릎이 아프기도 했습니다.

그러던 중이었습니다. 하루는 큰 며느리가 "어머니 다리 아프신 데 발목 펌프운동을 해보세요."하면서 발목펌프 운동기구를 택배로 보내 주었습니다.

사용설명서를 자세히 읽어보니 호기심이 생겨 한 번 실천해 보기로 했습니다. 아침 6시에 일어나 600회를 하고, 저녁 잠자리에 들기 전에 600회씩 했습니다. 그렇게 며칠 하니 정말 몸이 달라진 것 같았습니다. 발목펌프운동을 하고 나면 우선 기분도 좋고 걸음걸이가 한결 가벼워졌습니다. 어깨의 불편함도 좋아졌습니다. 손의 부기도 덜하고 얼굴 혈색도 살아나는 것 같았습니다. 정말 제게는 좋은 효과가 있었습니다.

앞으로도 저는 발목펌프운동으로 건강을 챙길 생각입니다. 저와 같은 사람이 있다면 발목펌프운동을 꼭 해보라고 권하고 싶네요.

저자의 Tip　100세를 산 어머니가 즐겨 하셨던 발목펌프운동

2004년 7월, 발목펌프 운동기구 '펌프닥터'를 개발해서 어머니께도 해보라고 권해드렸습니다.

　이 운동을 하면서 건강이 좋아지는 것을 직접 체험했고, 그래서 기구를 개발했다고 자랑도 하면서 건강에 아주 좋으니 한 번 해보라고 권해드렸습니다. 또 다니던 은행을 퇴직하면 이 운동기구를 판매하려고 한다는 퇴직 후 계획도 알려드렸습니다.

　그랬더니 어머니께서는 "얘야, 내가 얼마나 더 오래 살려고 그런 운동을 하니?" 하시면서도 아들이 앞으로 무엇을 할 것인지에 대해서는 관심이 있으셨든지 이것저것 물어보셨지만 운동에 대해서는 별 관심을 보이지 않으셨습니다.

　당시 어머니는 연세가 90세였는데 건강 상태가 좋지 않아 움직임이 현격히 줄어든 상태였습니다. 몇 발짝 움직이면 숨이 너무 차서 숨을 가쁘게 몰아쉬었습니다. 앉았다 일어나도 숨이 차는 정도여서 속으로는 '저렇게 힘드시니 얼마 못 사시겠다.'는 생각이 들고 했을 정도였습니다.

어머니를 모시고 사는 큰 형수님 말에 의하면 "어머니께서는 무릎이 아파 걷기가 힘들다고 걸으려고 하지 않으시고 노인정에도 안 가시고 눕기만 한다."는 거였습니다. 또 수전증이 있어서 식사를 하실 때 손도 많이 떨었습니다.

그런 어머니를 뵈러 시골에 갔을 때 한 번은 어머니께서 발목펌프 운동기구에서 소리가 안 난다는 말씀을 하셨습니다. 무슨 소리인가 했더니 말로는 무슨 운동이냐고 하셨던 분이 아들이 좋다고 하니 꾸준히 발목펌프 운동을 하셨나 봅니다. 발목펌프운동을 아침저녁으로 2차례를 하되, 한 번에 600회씩 했다고 합니다.

그러면서 어머니 건강에도 변화가 나타나기 시작했습니다. 시골 사람들도 걷는 것이 좋다고 해서 농사일 하고 저녁에는 학교 운동장까지 가서 걷기를 하는데 어머니가 젊은 아주머니들과 걷기를 한다고 자랑삼아 말씀하신 것입니다. 그리고 운동 삼아 뒷산 고개 너머에 있는 밭에도 다녀오신다고 하셨습니다.

그래서 제가 "젊은 사람들 부담가게 그러지 마시라."고 했더니 "그렇지 않다."면서 어머니가 앞장선다고 하셨습니다.

불과 얼마 전까지만 해도 걸으려고 하지 않았던 분이 앞장서서 운동을 한다는 걸 알게 되면서 정말로 반갑고 고마웠습니다.

게다가 숨이 찬 증상도 거의 없어진 것으로 보였고, 수전증까지 눈에 띄지 않을 정도여서 예전과 너무 많이 달라진 모습을 보였습니다.

어머니께서 발목펌프운동을 한 것 외에 다른 변화는 없어서 발목펌프운동으로 인해 건강을 되찾을 수 있었다는 걸 확신하게 되었습니다.

그렇게 건강한 생활을 10년 더 하시고 100세가 되던 해 겨울 낙상으로 인해 병원에 가게 되었는데 20일 병원에 계시다가 하늘나라로 가셨습니다. 임종하기 전까지 숨 차는 증세가 10년 전 상태보다 좋을 정도로 건강은 좋은 상태였고, 정신도 맑은 상태여서 많은 아쉬움을 남기고 떠나셨습니다.

어머니가 발목펌프운동을 하시면서 생기를 되찾고, 또 잘 걷고 숨도 차지 않고 수전증도 없어진 것이 신기하기도 해서 건강다이제스트 잡지에 어머니가 발목펌프운동 하는 모습을 소개하기도 했습니다.

이 이야기를 하는 것은 발목펌프운동은 나이와 상관없이 앉을 기운만 있으면 시작해도 된다는 말을 하고 싶어서입니다.

발목펌프운동을 하면 육체적 건강도 좋아지지만 정신적 건강도 쾌적해집니다. 또 연로하거나 힘이 없는 사람도 쉽고 편하게 할 수 있는 좋은 운동이어서 꾸준히 생활화하기만 하면 건강한 노후는 물론 건강 때문에 발목이 잡히지는 않을 것입니다.

어떻게든지 많은 사람들에게 발목펌프운동의 진가를 알리는 기회가 되기를 간절히 바라는 마음에서 어머니가 사랑했던 발목펌프운동 체험기를 소개합니다.

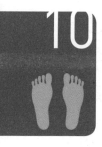

다이어트·체중감량에도…
발목펌프운동 하루 10분

1970년대만 해도 약국마다 살찌는 약을 판다는 광고를 약국 문에 특별히 표시 나게 써서 붙여 놓곤 했었다.

당시에는 아기들에게 사장님 배를 해보라고 하면 아기가 배를 쑥 내미는 재롱을 보고 가족들이 행복하게 웃을 정도로 살이 찌는 것 을 부러워하던 시절이었다.

하지만 이제는 많이 변했다. 이제는 너나 할 것 없이 불어난 살을 빼느라 한 판 전쟁을 치르고 있다. 비만은 이제 범국가적인 문제가 되고 있다.

이 글을 쓰고 있는 저자도 마찬가지다. 1980년도인 30대 초반에 갑자기 살이 찌기 시작했는데 그때 불어난 체중 30kg 정도를 빼기 위해 35년 동안 고생했었다.

다행히 지금은 정상 체중으로 안정되게 수년간 관리가 되고 있지 만 긴 세월 동안 독하게 결심하고 어느 정도 감량을 해도 다시금 체 중이 불어나는 악순환을 수차례 반복해야 했다.

종종 나이가 많으신 분들이 전화를 해서 발목펌프운동을 해도 살 이 빠지느냐고 묻는다. 그 내용인즉 발목펌프운동을 하면서 갑자기 살이 빠지자 가족들이 뭔가 잘못된 줄 알고 종합병원으로 데리고 가서 건강검진을 했지만 아무 이상이 없고 아주 건강하다고 나왔다는 거였다. 그러면서 하는 말이 "발목펌프운동을 하면 살이 빠지느냐?"는 거였다.

그래서 "발목펌프운동을 얼마나 했느냐?"고 물어보았더니 "집에서 할 일도 없고 해서 하루 종일 TV 보면서 주구장창 했다."는 것이었다.

급격한 체중 감소의 원인이 발목펌프운동의 효과라는 걸 알고 안심하고 반가워하며 좋아했지만 한꺼번에 그렇게 많이 하지 말고 아침저녁으로 건강을 관리할 수 있는 숫자만큼 적당히 하는 것이 더 좋다고 말씀드렸다.

체중을 감량하는 진정한 방법은 혈액순환을 원활하게 하여 기초대사량을 높여주는 것이다. 혈액순환이 원활하면 몸속의 노폐물과 독소 등 유해물질이 몸 밖으로 쉽게 배출되어 몸이 가벼워진다는 것을 공감하고 다이어트를 현명하게 해야 한다.

발목펌프운동 창시자가 발목펌프운동을 하면 체중이 감소한다고 했던 이론적 배경은 발목펌프운동을 하면 혈액순환이 원활해져 몸의 수분 배출이 개선되고, 부기가 빠지고, 혈액순환을 호전시켜서 지방을 연소시키고, 다리의 근육이 단련되어 신진대사가 증가하기 때문에 살이 빠진다는 것이다.

발목펌프운동으로 혈액순환이 좋아지면서 내부 장기들의 기능도 활발해지고 신진대사 기능이 향상되어 기초대사량이 증가하는 것이다. 이런 원리로 빠진 살은 원상태로 돌아오는 경우가 없다는 것이다.

발목펌프운동을 하면 운동의 숫자에 따라 감소 효과에도 차이가 많이 나지만 공통적으로 체중 감소를 경험하게 되는데 다이어트를 한다는 개념으로 섭생을 병행해서 숫자를 많이 한다면 틀림없이 좋은 효과를 본다.

다이어트 방법과 수단은 이루 말할 수 없을 정도로 다양하고 많다. 다이어트를 무리하게 실행하다가 체중 감소에 실패하는 것은 물론 전혀 예상하지 못한 엉뚱한 병을 얻어 고생하는 사람도 많다.

다이어트는 무엇보다 의지력이 중요하다고 본다. 숨이 차게 땀을 뻘뻘 흘리며 고통스럽게 하는 운동을 통해서 감량을 하는 효과는 전문가 의견을 들어봐도 미미하다고 한다.

결국 입으로 들어가는 음식의 양을 줄이는 것이 최선의 방법인데 그것이 쉽지 않아 의지력이 필요하다. 또한 운동을 끊임없이 꾸준하게 하는 것도 의지가 필요하다. 그리고 체중을 급하게 감량하려고 하면 꼭 탈이 생기기 마련이어서 장기적인 계획을 세워 꾸준히 실행하는 지혜도 필요하다.

못 먹고 못 살던 시절에는 먹을 것이 부족해 인간에게는 큰 위협이 되었지만 지금은 정반대의 상황이다. 먹을 것이 넘쳐나는 풍요의 시대를 살고 있는 지금 우리는 불어난 체중 때문에 또 다른 위기를 맞고 있다.

발목펌프운동이 시대적 아이콘이 돼야 하는 이유도 바로 여기에 있다. 다이어트와 체중 감량이라는 일석이조의 목표를 능히 달성시켜 줄 수 있기 때문이다.

발목펌프운동 홍보대사가 됐어요!

30대 초반까지만 해도 180cm의 키에 몸무게는 75kg이었고 날씬한 체격이었습니다. 그랬던 것이 갑자기 체중이 늘면서 몇 달 전까지만 해도 90kg에 육박했었습니다. 평소 술도 많이 마시고 항상 피곤하고 몸이 안 좋아서 이것저것 건강식품도 많이 챙겨 먹는 편이었습니다.

그러다가 발목펌프운동을 하면 간에 좋다는 말을 듣고 한 번 해보기로 결심하고 발목펌프 운동기구도 구입했습니다. 오늘로 발목펌프운동을 한 지 어언 2개월 남짓 돼 갑니다. 현재 몸무게는 78kg입니다. 석 달도 안 돼서 체중은 90kg에서 78kg으로 줄어들었습니다. 12kg이 감량되자 주위 사람들도 다들 놀라워했습니다. 혈색도 굉장히 좋아졌습니다. 그만큼 몸이 좋아졌다는 증거겠지요.

현재는 발목펌프 운동기구 3개를 더 구입해서 하나는 사무실에 두고 다른 두 개는 처형들한테 해보라고 준 상태입니다. 발목펌프운동을 꾸준히 하면서 몸의 부기도 빠지고 몸이 가벼워진 느낌입니다. 또 혈액순환

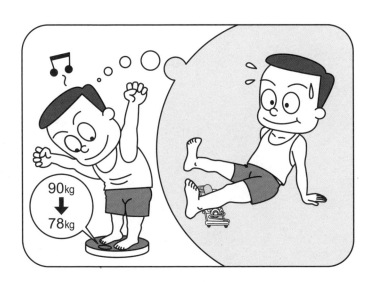

이 잘 돼서 그런지 몰라도 피로감도 덜합니다. 이래저래 좋은 효과를 많이 봐서 이제는 발목펌프운동 홍보대사처럼 살고 있습니다. 만나는 사람마다 한 번 해보라고 저도 모르게 권하게 되니 말입니다.

변비가 개선되고 체중이 줄어들었어요!

평소 변비가 심했습니다. 아침에 일어나서 발목펌프운동을 약 15~20분 정도 하면서부터 변비가 사라졌습니다. 발목펌프운동을 한 지 1개월 정도 지났을 무렵에는 치질도 좋아져 너무도 놀랐습니다. 가뭄의 논바닥처럼 심하게 갈라졌던 발꿈치와 발바닥도 반질반질해졌습니다. 정말 쳐다보면 신기할 뿐입니다. 특히 발목펌프운동을 시작한 지 6개월 정도 지났을 무렵 62kg이던 체중은 56kg으로 줄어들기도 했습니다.

발목펌프운동을 알게 된 것이 행운처럼 느껴집니다. 앞으로도 꾸준히 할 생각입니다.

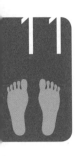

당뇨 약을 끊게 한
발목펌프운동 하루 10분

당뇨병은 특정 유전자의 결함에 의해서도 생길 수 있고, 췌장 수술, 감염, 약제에 의해서도 생길 수 있다. 고열량, 고지방, 고단백, 운동 부족, 스트레스 등 환경적인 요인이 크게 작용하여 생활습관병으로도 불린다.

따라서 당뇨병은 현대의학의 도움을 받으면서 자신의 잘못된 생활습관이 무엇인지를 먼저 파악하고 바로잡아 생활습관을 개선하는 것이 현명하다.

인슐린 치료가 필요한 당뇨, 생활습관 교정과 약물로 치료를 하는 당뇨도 있어 항상 병원의 관찰과 도움을 받으면서 평생 건강을 관리하는 생활의 지혜가 필요하다.

단기간에 치료를 한다는 과욕은 금물이고, 자가혈당측정기를 통해서 상태를 정확히 파악하면서 적정체중으로 조절하고 발목펌프 운동 같은 쉽고 편하면서 부담이 없는 운동을 평생 해서 꾸준히 관리를 하는 생활을 하라고 추천하고 싶다.

틀에 박힌 운동이라는 개념을 갖게 되면 정해진 시간에 정해진 장소에서 항상 해야 한다는 부담 때문에 운동을 한다는 것 자체가

스트레스가 될 수 있다. 운동이라는 표현보다 많이 움직이는 생활을 하라는 것이 정답이다.

발목펌프운동은 누워서 한 발을 20cm 정도 들어 올렸다 떨어뜨리는 단순하고 반복적인 움직임으로 '운동'이라는 글자가 들어가 있어서 운동이지 걷기보다 쉬운 움직임이다. 수개월 병원에 입원해서 누워만 있던 환자가 일어나 앉을 기운만 있어도 할 수 있을 정도로 쉬운 움직임이기도 하다.

발목펌프운동을 기본으로 생활화하면서 가능하면 많이 움직이고 집에 있는 자동화 기계는 치우고 매일 걷는 생활을 습관화하는 것이 진정한 의미의 당뇨 치료를 위한 운동이라고 생각해도 좋다.

밑져야 본전이라고 생각했는데 당뇨 약을 끊게 됐어요!

4년 동안 저는 줄곧 당뇨병과 싸워왔습니다. 그 당시에는 아침부터 피곤하기 일쑤였고, 바로 전날에 아무런 힘든 일을 하지 않았다 하더라도 늘 그랬습니다.

당뇨병을 심하게 앓게 되니 초기에는 항상 목이 말랐었고 나중에는 밥맛까지도 잃어버렸습니다. 어쩌다 밥 먹는 시간이 늦어져서 단 10분만 초과하게 되면 갑작스러운 허기로 인하여 맥이 탁 풀리는 무기력증에 빠지곤 했습니다.

저도 모르는 사이에 성기능도 급격히 떨어져서 발기부전 신세로 전락했습니다. 발기부전이 된 후에는 일에 대한 의욕도 떨어지고 모든 것이 귀찮기만 했습니다. 매사를 부정적인 눈으로 바라보는 소극적인 성품이 되어버렸습니다.

당뇨병 때문에 갑자기 체중이 빠지기 시작했고 심한 치주염으로 치아가 뭉그러지고 허리도 아팠습니다. 오십견도 찾아오고 손가락 마디에는 관절염이 생겼습니다. 40대처럼 젊어 보였던 얼굴은 갑자기 80먹은 노인처럼 쭈글쭈글해졌습니다.

건강을 잃고 나서부터는 일에 대한 자신감도 잃어버렸습니다. 삶에 대한 의욕이 저하되었고 점차 염세적 관념에 사로잡히는 때가 많아졌습니다.

당뇨병을 고치려고 등산, 조깅, 빨리 걷기, 수영, 헬스 등 당뇨병 치료에 좋다는 갖가지 운동에도 매달렸습니다. 의사는 으름장을 놓았습니다. "절대 과로하지 마라! 끼니 때마다 음식을 철저히 가려 먹어라! 매일 적당한 운동을 해라! 오래 살려면 내 말을 따라라!"

과로를 피하기 위하여 일과시간을 반으로 줄여야 했습니다. '오늘 점심은 또 무얼 먹어야 하나?' 매 끼니마다 음식을 가려 먹는 것 자체가 엄청난 스트레스였습니다. 설탕, 아이스크림, 고구마 등 단 음식은 독약이고 음주는 스스로 자기 무덤을 파는 자살 행위라는 의사의 조언에 충실하자니 거의 먹을 음식이 없었습니다. 먹고 싶은 음식 마음껏 못 먹고 억지로 참아야 하는 괴로움은 고통 중의 최대 고통이었습니다.

당뇨병은 합병증을 유발하는 몹쓸 병일 뿐만 아니라 먹고 마시는 즐거움마저 빼앗아 가는 악마의 병이라는 걸 실감했습니다.

저와 같은 시기에 당뇨병에 걸렸던 동창은 4년 전에 이미 죽었는데 그의 부인이 말했습니다. "순진하게도 의사가 시키는 대로 그렇게 음식을 가려먹더니만 그만 영양실조에 걸린 거래요."

당뇨병은 잘 낫지 않는 고질병입니다. 당뇨병은 병 자체보다 합병증에서 오는 후유증이 더 무서운 질환입니다. 매일 혈당치를 측정하여 조절해야 합니다. 혈당 측정 도구를 늘 가지고 다녔고, 당뇨 약을 복용해야 혈당치가 150~160으로 떨어졌습니다. 의사의 권유대로 아침마다 1시간 이상 빨리 걷기도 했습니다.

그럼에도 불구하고 저의 당뇨병은 별로 나아질 기미가 보이지 않았습니다. 그렇게 당뇨병으로 고생하고 있던 제게 고맙게도 친구가 발목펌프 운동법을 가르쳐주었습니다. 인도네시아 있을 때였습니다. 친구는 말했습니다. "발목펌프운동을 한 번 해봐! 매일 1시간 이상씩 6개월 하면 당뇨병이 낫고 체력도 10년 전의 체력으로 회복될 거야. 내 말을 믿어봐.

전국경제인연합회 고문 손병두 씨도 매일 이 운동을 한다더라."

그 같은 권유를 받은 저는 처음에는 코웃음을 쳤습니다. "별 이상한 소리를 다 듣겠다. 이렇게 간단한 운동으로 무슨 병을 고친다는 거냐? 내 병은 당뇨병이야! 평생 못 고치는 병이라고! 그리고 10년 전의 체력을 회복할 수 있다는 말은 무슨 헛소리냐! 내 나이가 몇인 줄이나 아니? 벌써 육십이 넘었다. 육십이."

그러나 친구는 진지하게 말했습니다. "밑져야 본전 아니냐? 한 번 속는 셈 치고 내 말을 믿어 봐! 옳지 백만 원 내기를 하자! 6개월 뒤에 내 말이 틀린다면 내가 네게 백만 원을 주고. 만약 내 말이 맞으면 네가 내게 백만 원을 주기로."

저는 친구의 집요한 권유에 못 이겨 내기에 동의를 했습니다. "네 말대로 내 병만 고칠 수 있다면 백만 원은 물론 3백만 원인들 못 주겠냐! 그래! 까짓 것 한 번 해보지 뭐!"

그때부터 매일 아침저녁으로 1시간씩 꾸준히 발목펌프운동을 했습니다. 그로부터 6개월 정도가 지났을 때 저는 내기에서 이미 지고 있다는 걸 알게 되었습니다. 제 모습이 점점 변하고 있었고, 몇 달 사이에 얼굴이 건강한 빛깔로 바뀌어가고 있었기 때문입니다.

밥을 늦게 먹을 때 나타나던 갑작스러운 허기증과 무력증도 사라진 것 같았습니다. 밥을 2~3시간 늦게 먹을 경우 비록 배가 고프기는 해도 전과 같은 증상은 나타나지 않았습니다. 음식을 전혀 가려 먹을 필요도 없어졌습니다. 이것은 정말 축복과도 같은 일이었습니다.

인도네시아는 열대지방이라 다들 아이스크림을 자주 먹습니다. 저도 일주일에 한두 번씩 맛있게 먹을 수 있게 됐습니다. 아이스크림을 처음 먹었을 때에는 혈당치 때문에 굉장히 신경을 많이 썼는데 우려할 만한 이상은 나타나지 않았습니다.

맥주도 3병 정도는 거뜬히 해치우고 소주도 1병 이상 마시게 되었습니다. 허리 통증과 손마디의 관절염, 오십견은 언제 아팠었는지 기억이 가물가물해졌습니다. 혈당치는 120~130 정도로 뚝 떨어졌습니다.

만성 피곤 증상도 사라졌습니다. 발목펌프운동을 시작한 지 8개월이 지나면서 전에는 아무 일을 하지 않더라도 아침부터 하루 종일 피곤했었는데 저도 모르는 사이에 만성 피곤 증상이 사라졌던 것입니다.

당뇨병 약을 복용하지 않아도 아무 이상이 없었습니다. 혈당치는 늘 120 전후를 맴돌았습니다. 체력에 관해서는 친구가 요구하는 대로 테스트를 해보기로 했습니다. 1박2일 48시간 동안 한 잠도 안 자는 테스트를 했습니다. 만약 발목펌프운동을 하기 전에 이런 테스트를 한다고 했더라면 자살하려는 것으로 간주되었을 것입니다. 40대 초반의 교민 2명과 인도네시아 30대 운전사 3명이 동참했습니다.

이 테스트에서는 모든 일상 활동이 허용되었습니다. 그러나 잠은 단 1분만 자도 실격이었습니다.

정말 어리석은 장난이었지만 강권 때문에 어쩔 수 없었습니다. 다행히 한 잠도 안 자고 잘 버틸 수 있었습니다. 저 외에는 참여한 모두가 잠에 곯아 떨어졌습니다.

병원에서 건강검진 후 인도네시아 의사가 말했습니다. "40대 초반의 청년처럼 정말 건강하시네요. 하지만 혹시 나중에 재발할지도 모르니까 계속 당뇨 약을 복용하도록 하세요."

의사들은 사람 겁주기를 좋아하는가 봅니다. "글쎄요. 나중에 필요하면 복용하죠." 의사의 권고를 저는 귓등으로 들었습니다.

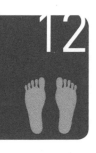

12 다리 통증(종아리 통증) 사라지게 한 발목펌프운동 하루 10분

종아리는 혈액이 많이 모여 있어 제2의 심장이라고 하고 지방이 적고 근육이 풍부하기 때문에 근육의 보물창고라고 한다.

종아리를 이렇게 표현할 정도로 종아리는 근육을 수축·이완시켜줘서 혈액순환을 좋게 하고 근육을 발달시켜야 하기에 운동이 절대적으로 필요한 신체의 주요 부위다.

종아리 근육이 수축할 때는 혈액순환이 최대 50배까지 증가한다고 하니 이런 점을 감안해서 심장에게만 혈액순환을 맡기지 말고 자연건강운동인 발목펌프운동을 생활화해서 심장기능을 도와 심장을 건강하게 하는 것이 필요하다.

양쪽 종아리가 아프면 일반적으로 혈액순환이 부진해서 오기 때문에 평소에 걷기, 등산 같은 운동으로 종아리 근육을 단련시키는 생활을 해야 하는데 발목펌프운동을 기본으로 하면 금상첨화이다.

종아리 한쪽에만 통증, 부종, 저림 등이 특히 심하면 심부정맥 혈전증, 말초동맥질환, 하지정맥류, 허리건강, 혈액순환 부진 등의 여러 가지 원인이 있을 수 있어 해당 병원의 검사와 상담으로 빨리 원인을 찾아 해결해야 한다.

양쪽이나 한쪽이나 근본적으로는 혈액순환 부진이 원인이기 때문에 혈액순환을 호전시켜 주는 발목펌프운동을 꾸준히 하는 생활습관을 실천하라고 강조하고 싶다.

전문의들은 하루 만보 이상을 걸어서 혈액순환을 좋게 하는 생활을 하라고 하는데 하루 만보를 걷기 위해서는 헬스장 러닝머신에서 걸을 수도 있지만 날씨가 좋든 궂든 약 한 시간 반이 소요된다.

하지만 발목펌프운동은 계절, 날씨, 시·공간 제한 없이 거실 바닥에 편하게 누워 10분 정도에 쉽게 만보를 걷는 이상의 혈액순환 효과가 있어서 날마다 생활운동으로 적극 권장하고 싶다.

교통사고 후유증에서 벗어났어요!

전 44세 주부입니다. 말로는 주부지만 아이들도 돌봐주지 못하고 집안살림도 제대로 못 하기 때문에 그냥 40대 초반 여자입니다. 1994년 12월에 교통사고를 크게 당해 10개월 동안 입원치료를 했었고 병원에서 치료를 할 게 없다고 해서 반강제로 퇴원을 했지만 몸의 불편한 점은 한두 가지가 아니었습니다. 목발로 다리를 대신해 걸어야 하고 골반 쪽을 많이 다쳐 쪼그리고 앉지도 못해 집안일을 할 수가 없었습니다. 누웠다 일어나고 앉았다가 일어설 때 고통은 정말 안 아파본 사람은 모를 것입니다.

교통사고 환자들은 다 비슷한 증세를 겪지만 밤엔 혈행이 안 좋아 다리가 마비되어 수선 떠는 건 부지기수고, 오랜 입원으로 생긴 변비는 보통 골칫거리가 아니었습니다. 여성들은 잘 알겠지만 아기를 분만할 때 고통은 비교도 안 될 정도로 한 번 볼 일 보는 게 고통스럽기 짝이 없었습니다. 6~7일 만에 겨우 치러야 하는 행사가 죽을 맛이었습니다.

몸이 아파 제 몸도 제대로 가누지 못하는데 가족의 생계까지 책임을 져야 했습니다. 사고 때 남편을 먼저 보냈으니까요. 시부모님과 두 아이를 모두 책임져야 하니 말 안 해도 그 어려움은 다 아실 것입니다.

그러던 중 골반과 다리가 걷지도 못할 정도로 아파 병원에 갔더니 좌골신경통이라고 했습니다. 이런 걸 엎친 데 덮친 격이라고 하나요?

통증부터 없애려고 한의원에 침을 맞으러 갔습니다. 그런데 거기서 뜻밖의 말을 듣게 되었습니다. 종합병원처럼 이곳저곳 아픈 데가 많은 제게 어떤 아줌마가 발목펌프운동을 한 번 해보라고 권했습니다.

그 말을 듣고 발목펌프운동의 원리를 생각해 보니 왠지 믿음이 가서 한 번 실천해 보기로 했습니다. 발목펌프 운동기구를 구해서 자기 전에 1200회, 아침에 1200회를 하기 시작했습니다. 10일 정도 하니까 뱃속이 편안해지면서 방귀가 나오고 화장실을 가게 되었습니다.

그것이 시작이었습니다. 한 달 정도 하니까 예전에 상상도 못할 일이 일어났습니다. 화장실 일을 수월하게 볼 수 있게 되었고, 다리 아픈 것도 몰라보게 좋아져 발목펌프운동에 반하고 말았습니다.

그래서 더 열심히 했더니 석달 만에 살도 4kg이나 빠졌습니다. 편하게 누워 TV 보면서 운동을 하는데도 다리 아픈 것이 좋아지고 살까지 빠지니 세상에 이런 운동도 다 있나 싶었습니다.

산 정상에 올라가 보지 않고는 정상에 오른 쾌감을 잘 알지 못합니다. 먼저 올라가 본 사람이 좋다고 얘기를 하면 그 말 믿으시고 한 번 올라가 보시면 됩니다. 한 분이라도 더 많이 발목펌프운동의 효과를 믿고 사용해 보셨으면 합니다.

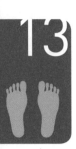

13 두통·편두통일 때 발목펌프운동 하루 10분

일반적인 두통의 원인은 혈액순환이 원활하지 못해 온다는 것이 발목펌프운동 창시자의 주장이다. 소화기관에서 발생하는 유해물질에 의한 체액의 오염과 정맥혈의 환류 불충분에 의한 모세혈관망 조직액(간질액)의 순환부전에 의해서 뇌 안에 완전히 기능하지 않는 세포가 생기는 결과로 두통이 발생한다고 한다.

전신에 분포된 혈관에는 혈관수축신경과 혈관확장신경이라는 혈관운동신경이 있는데 혈액순환이 부진해서 혈액이 오염되면 이런 혈관운동신경이 장애를 받아 두통의 원인이 되는 원리이다.

운동이 부족해 펌프작용이 불충분하다면 고치기 힘든 병이 늘거나 두통, 권태감 등 불쾌한 증상이 생긴다. 스트레스, 피로, 수면부족 등의 원인이 있는 상태에서 발생한 두통은 발목펌프운동을 해서 혈액순환을 좋게 해주면 여러 원인 요소가 해소되고 두통은 자연히 없어질 수 있다.

혈관성 두통인 편두통은 잠시, 때로는 오랫동안 주로 한쪽 머리가 아프고 메스껍고 토하기도 한다. 심하면 정신을 잃기도 하는데 병원에서 정밀검사를 해도 원인을 찾지 못해 고생은 고생대로 한다.

이런 경우도 혈액순환을 좋게 해주는 발목펌프운동을 규칙적으로 하는 생활을 하면서 손목펌프운동을 병행한다면 더 빠른 효과를 볼 수 있고, 편두통이 사라지기도 한다.

두통이 생기면 주로 진통제에 의존하는데 진통제를 장기간 먹으면 오히려 악성 두통을 치료하는 데 방해가 될 수 있다.

두통은 종류도 많고, 많은 두통이 혈액순환과 관련이 있지만 뇌종양, 뇌졸중 같은 중증의 악성 두통은 초기에 미리 발견하는 것이 중요하므로 두통의 신호에 따라 병원의 검사를 통해 제대로 아는 것이 중요하다.

두통이 낫고 불면증이 나으면서 우리 집 복덩이가 됐어요!

29세 때 수술로 막내를 출산한 이후부터 일어서면 머리가 깨질 듯 아팠습니다. 그 고통이 너무 심해 밖으로 나가지도 못하고 밥만 겨우 해먹고 지냈습니다.

진통제 1알로 듣지 않아 2알씩 먹고 고통을 겨우겨우 참다가 안산에 있는 ○○병원 신경정신과에 가서 80만 원이나 주고 MRI 촬영도 하고 종합검진을 받아보았지만 스트레스성이란 진단 이외에 아무런 결과도 나오지 않았습니다.

겉이 아프면 보여라도 주겠지만 전혀 드러나지 않으니 남편에게도 미안하고 속이 상한 하루하루를 보냈습니다. 그러면서 든 생각은 '아프면 나만 손해'라는 말이 그렇게 와 닿을 수가 없었습니다. 어떻게든 낫게 해보려고 채식도 해보고 혈압에 좋다는 약도 먹어보고 했지만 차도가 없었습니다. 그러던 중 우연히 시누이가 〈발목펌프 건강법〉이라는 책을 주었는데 이 책을 읽고 발목펌프운동을 시작했습니다.

처음에는 아파서 100회도 못 했지만 차츰 횟수를 늘려 아침과 저녁에 TV를 보면서 30분씩 하니 2주 만에 놀라운 일이 일어났습니다. 그렇게

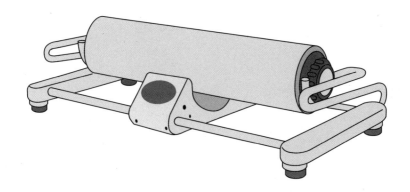

지긋지긋하게 아픈 두통이 싹 가셨습니다.

너무도 놀라 남편에게도 권했습니다. 남편은 불면증이 있어서 새벽 1시까지 TV를 보곤 했습니다. 발목펌프운동은 남편의 불면증에도 놀라운 효과를 나타냈습니다. 불면증이 없어지면서 일찍 잠자리에 들 수 있게 된 것입니다.

이때부터 발목펌프운동은 우리 집 복덩이가 됐습니다. 만병통치약처럼 통용되기 시작했습니다. 친척들에게도 적극적으로 추천하여 친척들까지도 발목펌프운동 마니아가 됐습니다.

발목펌프운동을 만나 두통뿐 아니라 마음까지도 치료되어 이제는 제2의 삶을 살고 있습니다. 하루하루가 즐겁고 행복합니다. 제가 누리는 이 행복을 다른 사람들에게도 적극적으로 나눠주고 싶습니다. 그래서 오늘도 저는 만나는 사람마다 발목펌프운동을 적극적으로 추천합니다. 보다 많은 사람들이 실천했으면 하기 때문입니다.

14 무릎 통증일 때
발목펌프운동 하루 10분

퇴행성과는 달리 일반적으로 관절에 이상이 있으면 쉬는 것이 원칙이다. 관절이 심하게 부었거나 붉게 변색된 경우에는 반드시 쉬면서 세균 감염이 없는지 전문의 진찰을 받아야 하지만 만성적인 관절 이상인 경우에는 꾸준한 운동이 치료에 도움이 된다.

관절 주위에는 많은 근육과 힘줄이 있어 관절이 휴식하면 주위 구조물들도 함께 휴식을 하므로 근육 약화를 초래하기 쉽다. 이로 인해 재활을 하는 데 어려움이 많고 오랜 시간이 소요되기 때문에 급성병증이 없는 경우에는 반드시 운동을 계속해야 한다. 이때 발목펌프운동을 기본으로 하면서 걷기, 등산을 하면 다리 근력을 강화하는 데 큰 도움이 된다.

특히 무릎 통증을 개선하기 위해서는 체중이 과체중이면 체중을 줄이는 것을 다른 어떤 노력보다 먼저 선행해야 한다. 과체중인 사람이 장시간 걷거나 달리기를 하면 체중의 무게와 주행에 따른 하중 부담으로 관절 부하가 심해져 무릎 건강에 악영향을 줄 수 있다.

무릎 통증에는 적절한 식이요법을 하면서 발목펌프운동을 병행하면 체중 감량뿐 아니라 무릎 건강에도 도움이 된다. 특히 발목펌프운동은 누워서 하는 운동이어서 체중 부담이 없으면서 혈액순환은 좋게 해 무릎도 건강해지고 전신 건강에도 효과적이어서 일석이조 운동법이라 할 수 있다.

"발목펌프운동 그게 뭔데요?" 했는데 지금은 열렬 마니아가 됐어요!

"발목펌프운동? 그게 뭔데요?….."

작년에 처음 발목펌프운동에 대해 들었을 때의 제 반응이었습니다. 30대의 평범한 직장인인 저는 그런 것이 있는 줄도 몰랐습니다. 그도 그럴 것이 직장생활을 시작한 후로 잦은 야근과 밤샘 술자리와 주말 출근에도 끄떡없던 저였습니다. 세상에 무서울 것이 없는 팔팔한 청년이었지요. 물론 30대를 넘기고 몇 년이 지나자 어느 순간부터 조금씩 체력이 떨어지는 것을 느꼈습니다. 어르신들께 외람된 말씀이겠으나 '이게 나이 드는 것이구나.' 라는 생각도 점차 들었지요. 하지만 남들보다 건강하다는 자신감에 몸에 특별한 이상이 있는 것도 아니어서 무시했습니다.

그런데 지난해 여름에 생각지도 못한 일이 일어났습니다. 어느 날 아침 침대에서 일어나는 순간 오른쪽 무릎에 찢어지는 듯한 통증이 나타나면서 다리를 굽힐 수가 없었습니다. 겨우 바닥을 짚고 일어나 제대로 씻지도 못한 채 택시를 타고 출근을 해야 했습니다.

황당한 마음으로 오전을 보내고 점심시간이 되자마자 정형외과를 찾았습니다. 겉보기에는 특별히 이상이 없고 엑스레이를 찍는 등 여러 검사를 해보아도 류마티스성의 염증인 것 같다는 말만 할 뿐 딱히 원인을 찾기는 어렵다고 했습니다. 병원에서 해줄 수 있는 것은 아픈 무릎에 깁스를 대고 압박붕대를 감거나 진통제나 소염제를 처방해 주는 것뿐이었습니다.

그로부터 한 달가량 무릎에 깁스를 한 채 절뚝이며 다녀야 했습니다. 걷는 것은 둘째 치고 무릎을 구부리지도 못하니 버스계단을 오르기도 어려워 택시를 타고 출근을 하고, 운전을 할 수도 없어 출장업무를 보는데도 차질이 생기곤 했습니다.

약을 먹으면 통증은 잠시 잦아들었지만 자고 일어나면 똑같은 증상이 반복되고 좀처럼 낫지를 않았습니다. 다른 병원을 가 봐도 딱히 뾰족한 방법은 없었습니다. 게다가 감기라도 옮은 것처럼 같은 증상이 다른 쪽 무릎으로 그대로 옮겨갔습니다. 살아오면서 단 한 번도 몸에 별다른 문제가 생겨본 적이 없던 제게 그러한 일련의 경험들은 큰 충격이었습니다. 몸의 한 부분에 문제가 생기면 단지 일상생활이 불편해지는 것으로 끝나지 않는다는 것을 처음 알게 됐습니다.

사무실 자리에서 한 번 일어나는 것도 불편하니 그대로 장시간 앉아있는 탓에 허리와 장에도 문제가 생기고, 심지어 살면서 전혀 경험한 적이 없던 변비 증상까지 오더군요. '언제쯤 나을 수 있는 걸까? 이런 증상이 평생 나를 괴롭히는 건 아닐까? 몸을 너무 함부로 사용해서 대가를 치르는 걸까?' 온갖 상념에 마음이 심란하고 우울하기까지 했습니다. 원인이 분명하거나 뭔가 치료를 해서 낫는 것도 아니니 그저 답답할 뿐이었습니다.

그러던 중 오랜만에 친한 지인들과 모임을 가졌습니다. 평소와 달리 어두운 얼굴로 절뚝대며 나타나는 저를 보더니 사람들이 무척 놀라더군요. 그간 있었던 일을 얘기해주자 40대 중반인 한 여자 선배가 말했습니다.

"다른 거 필요 없어. 일단 발목펌프운동을 해 봐. 그런 문제는 혈액순환이 가장 중요한 문제거든."

2년 넘게 발목펌프운동을 해왔다는 선배는 종이에 발목펌프 운동기구의 모양과 원리도 그리고 운동방법까지 직접 보여주며 열심히 설명을 해주었습니다.

아마도 제가 건강에 문제를 겪고 있지 않았다면 분명히 무시했을 것입니다. "발목펌프운동이라니 무슨 이름이 그래요. 사이비 건강식품 같은 것 아니에요?"라며 웃으며 흘려 들었겠지요.

하지만 신뢰하는 선배의 소개이기도 했고 저로서는 지푸라기라도 잡고 싶은 심정이었습니다. 그 자리에서 인터넷으로 발목펌프 운동기구를 주문하고 도착한 포장을 뜯기가 무섭게 시작해 보았습니다. 처음 며칠은 발목도 부어서 아프고 특히 통증이 있는 무릎에 충격이 오면서 '이걸 한다고 뭔가 나아질까?' 싶었습니다. 그 생각은 딱 일주일이었습니다. 운동이 몸에 조금씩 붙는 느낌이 들기 시작하면서 무릎의 통증이 매일같이 줄어들기 시작하더군요.

재미있는 것은 '내 몸의 피가 원활하게 돌기 시작하는구나.'라는 느낌이 말 그대로 몸으로 전해져 오는 경험이었습니다. 가만히 있어도 욱신대던 왼쪽 무릎과 잘 굽히지 못했던 오른쪽 무릎이 완전히 낫는 데는 5주 정도가 걸렸습니다. 그 사이에 무릎을 옥죄고 있던 붕대도 풀고 약도 더이상 먹지 않게 되었고요. 다리를 잘 쓰지 못해 함께 온 증상들은 물론 자연히 사라졌지요.

어느 순간 예전의 모습대로 가뿐하게 걸을 수 있게 된 순간 사람이 두 발로 제대로 걸을 수 있다는 것의 소중함이 이런 것이구나 싶었습니다. 경험해 보지 않고서는 느낄 수 없는 소중한 체험이었습니다.

그 후로 거의 열 달이 지난 요즘입니다. 물론 다리나 몸에는 아무 이상이 없습니다. 오히려 더 쌩쌩해졌지요. 모르는 사람이 보면 그냥 홍두깨처럼만 보이는 발목펌프 운동기구를 방 안에 모셔두고(?) 아침저녁으로 발목펌프운동을 하는 것이 일상적인 일이 되었으니까요.

자고 일어나서 발목펌프운동을 하지 않으면 찌뿌드드한 기분이 들어 출근시간 임박해서도 발목펌프운동을 하다 지각을 할 정도이니 이제는 몸에 착 달라붙은 습관이 됐다고 해도 무방할 것 같습니다.

가끔 아무 생각 없이 발목펌프운동을 하다가 내가 이 운동을 어떻게 하게 됐는지 문득 떠오르면서 '그래 차라리 몸에 문제가 생긴 게 다행이지.'란 생각까지 들기도 합니다. 그 덕분에 발목펌프운동을 남들보다 일찍 시작하게 되었으니까요.

아마 제 무릎에 문제가 생기지 않았다면? 그래서 발목펌프운동을 하지 않았다면? 저는 제 젊음만 믿고 조금씩 몸을 갉아먹으며 나이 들어갔을 것이라는 생각이 듭니다. 확실히 사람은 무언가 갑작스런 변화를 겪거나 계기가 생겨야 자신을 돌아보게 되는 것 같습니다.

발목펌프운동은 저 같은 젊은 사람들에게 특히 더 필요하다고 생각합니다. 그래서 발목펌프 운동기구를 사용한 이후로 주변의 어른들뿐 아니라 제 또래들에게 기회만 생기면 추천하곤 합니다. 무슨 이익이 있는 것도 아닌데 마치 발목펌프 운동기구 회사의 판매원이기라도 한 것처럼 주변 사람들에게 이 운동을 광고하고 추천하는 것은 한 가지 이유입니다. 제 경험을 나누는 일을 통해 제 주위의 소중한 사람들이 건강한 모습으로 오랫동안 함께했으면 좋겠다는 마음이지요.

물론 발목펌프운동이라는 것이 몸의 모든 문제를 일시에 해결해 줄 수 있는 마법의 만병통치약은 아닙니다. 그런 것을 기대하고 이 운동을 해서도 곤란할 테고요. 중요한 것은 어떤 마음으로 이 운동을 하느냐인 것 같습니다. 저 역시 우연한 계기를 통해 이 운동을 만났고, 그러면서 스스로의 몸과 건강을 절실히 생각하고 돌아보는 기회를 갖게 됐습니다.

단순히 발목펌프운동을 통해 몸의 문제가 개선된 것뿐 아니라 제 몸을 다시 생각하게 되는 중요한 마음가짐과 계기를 얻게 된 것이지요.

발목펌프운동을 통한 저의 경험처럼 건강과 몸을 생각하는 작지만 의미 있는 계기들이 이 글을 보시는 모든 분들께 생겨나기를 진심으로 바라는 마음입니다.

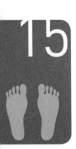

무좀·발톱 무좀일 때
발목펌프운동 하루 10분

무좀은 백선균(Trichophyton rubrum)이라는 곰팡이균이 피부 각 질층에 기생하면서 발생한다. 무좀을 가지고 있는 환자와 직접적인 피부접촉, 수영장, 공중목욕탕의 발수건, 신발 등을 통해 발가락, 발바닥, 손톱, 사타구니 주변 등에 주로 발생한다.

고온다습한 기후, 작업환경, 땀, 영양불량 등에서 오기 때문에 손과 발을 항상 깨끗하게 씻고 통풍을 잘 시켜 발가락 사이를 잘 말리고 건조하게 유지해서 무좀이 생기는 것을 막아야 한다.

발목펌프운동의 창시자는 하반신 정맥혈의 정체성으로 인해 부종이 생기고 부종이 원인이 되어 백선균이 침입한다고 했다.

따라서 무좀은 하반신 정맥혈의 정체가 원인이 되어 발생하는 것이어서 발목펌프운동을 하면 좋은 효과를 볼 수 있다. 발목펌프운동을 통해 계속해서 혈액을 퍼 올리게 되면 체내의 순환이 좋아져서 각질층에 서식하고 있는 백선균이나 쌓여 있는 노폐물이 그곳에 있을 수 없게 되어 무좀이 어느새 없어지기 때문이다. 발의 부종을 없애는 것만으로도 무좀은 자연히 없어진다는 것이다.

임상에서 자주 접할 수 있는 이야기는 무좀을 치료하려고 발목펌프운동을 시작했다는 사람은 드물다. 하지만 생명과 관련이 깊은 중병이나 생활습관병을 치유하기 위해 발목펌프운동을 시작했다가 무좀까지 깨끗이 없어져서 놀랐다는 사람이 참 많다.

무좀을 치료하기 위해서는 바르는 연고로 치료가 되는 경우도 많겠지만 발톱 무좀 등 치료가 쉽지 않은 경우는 먹는 약으로 치료를 해야 한다. 통상적으로 피부약은 독성이 강한 것으로 알려져 있고, 무좀약도 마찬가지다. 만약 약을 먹어도 치료가 잘 되지 않는 발톱 무좀으로 고생을 하고 있다면 발목펌프운동을 해서 무좀도 없애고 전신 건강도 챙기는 기회가 되기를 바라본다.

발목펌프운동 한 달 만에 발톱 무좀에 효과 봤어요!

현재 56세 된 남자로서 발톱 무좀으로 내복약도 많이 먹고 외용약도 숱하게 발랐습니다. 그럴 때마다 혹시 간에 안 좋으면 어쩌나 걱정이 많았는데 발목펌프운동을 통해 발톱 무좀이 좋아지니 더할 나위 없이 기쁩니다.

발목펌프운동을 하면 엄지 발톱 부분에 계속 진동을 주어서 혈액순환을 좋게 하고, 백혈구를 증가시켜 발톱 밑에 자생하는 무좀균을 소멸시킬 것 같은 예감이 들어 아침저녁으로 하루도 빠지지 않고 열심히 발목펌프운동을 했습니다.

처음 일주일간은 전혀 변화가 없더니 열흘이 지나면서 서서히 좋아지기 시작하더니 한 달이 되면서 완치되는 모습을 확연히 체험할 수 있었습니다.

사람마다 체질상 다르겠지만 분명한 것은 어떠한 발톱 무좀약을 먹거나 바르지 않은 상황에서 나아졌다는 것은 발목펌프운동에 의한 계속적인 진동이 환부를 치유했다고 여겨질 수밖에 없습니다.

많은 사람이 발톱 무좀약이 독해서 간을 상하게 한다는 데 많은 부담감을 느끼는데 발목펌프운동이 발톱 무좀에 효험이 있다는 것은 정말 반가운 소식이라고 할 수 있을 것입니다.

발목펌프운동 2개월 만에 무좀이 없어졌어요!

저는 수십 년 동안 발가락 사이에 생긴 무좀과 함께 살아온 사람입니다. 무좀으로 인하여 병원 치료(6주간 투약)도 2번 받았고, 연고 치료도 수없이 했지만 1~ 2개월이 지나면 다시 재발하여 완치되지 않기에 완전 치료는 포기하고 필요에 따라 연고를 계속 사용하면서 무좀과 사이좋게 함께 지낼 수밖에 없었습니다.

그러던 중 발목펌프운동을 시작하면서 병원에도 안 가고 약도 쓰지 않게 되었는데 약 2개월이 되었을까요? 발가락 사이를 보니 무좀이 아주 깨끗하게 없어졌습니다. 현재까지 10개월이 지났는데도 무좀은 다시 재발하지 않고 있어 너무도 기쁩니다.

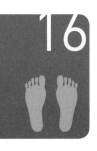

16 탈모 줄고
검은 머리가 나고…
발목펌프운동 하루 10분

두 피를 자극해서 혈액순환을 좋게 해주면 탈모 예방에 도움이 된다는 게 전문의들의 주장이다. 그런 측면에서 볼 때 발목펌프운동은 탈모 예방에도 어느 정도 효과를 나타낼 수 있다. 발목펌프운동은 전신의 혈액순환을 좋게 하는 원리의 운동이기 때문이다. 따라서 발목펌프운동을 하면 두피로 흐르는 혈액순환을 좋게 해서 탈모를 예방하고 발모를 촉진하는 효과를 나타낸다.

흰머리 염색을 안 하게 됐어요!

제가 염색을 시작한 지는 30년 정도 됐습니다. 젊어서부터 흰머리가 너무 많아서 부득이 할 수밖에 없었습니다.

그런데 몇 년 전부터는 두피에 뾰루지가 자주 나면서 탈모 증상도 심해서 어쩔 수 없이 염색을 중단할 수밖에 없었습니다. 그러다 보니 머리카락은 온통 흰머리로 변해버렸습니다. 그래도 어쩌겠어요? 흰머리로 지낼 수밖에 없었습니다.

그러던 중 불어난 뱃살 때문에 고민하다가 발목펌프운동을 시작하게 됐는데 뜻밖의 결과 앞에서 깜짝 놀랐습니다.

뱃살을 뺄 목적으로 한 달 정도 아침저녁으로 발목펌프운동을 했더니 서서히 뱃살이 빠지기 시작했는데 머리카락에도 변화가 함께 나타난 것입니다. 머리숱이 불어났을 뿐 아니라 검은 머리가 확연히 눈에 띌 정도로 늘어났던 것입니다.

누가 뭐래도 발목펌프운동의 효과인 듯 싶습니다. 그래서 지금도 발목펌프운동은 아침저녁으로 열심히 하고 있습니다. 날로 머리카락은 굵어지는 것 같고, 머리숱도 풍성해지는 것 같고, 검은 머리도 많아지는 것 같아 하루하루가 신바람이 납니다.

발목펌프운동을 하면 심장에서 멀리 떨어져 있는 발 부위의 혈액순환을 촉진시켜 줘서 그런 것 같습니다. 혈액순환이 잘 되면서 충분한 영양분이 온몸 구석구석에 공급된 결과로 여겨집니다.

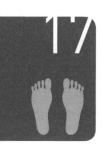

발목 염좌(접질림, 삔 발목)일 때
발목펌프운동 하루 10분

많이 걷지 않고 운동이 부족한 상태에서 갑자기 움직이거나 행동을 할 경우 발목을 접질리거나 삐끗해서 삐는 경우가 많다. 이것을 잘 치료하지 않고 방치하면 습관성 발목 염좌로 진행돼 두고두고 고질병처럼 되어버린다.

특히 젊은이들이 발목을 삐거나 접질린 것을 제대로 치료하지 못해 습관성 발목염좌로 진행이 되어 고통을 호소하는 경우가 많다. 이럴 경우 병원 치료를 하면서 스스로 발목의 근력을 강화하는 노력을 병행하면 근본적인 치유를 할 수 있는 좋은 방법이다.

처음 발을 삐었을 때는 발목을 지탱하는 인대들의 증세를 전문의 검사를 받아 정확히 알고 적절한 치료를 받는 것이 필요하다.

발목이 심하게 꼬이거나 접질렸을 때는 냉찜질(부기가 없어지면 온찜질), 압박, 목발 사용, 석고 고정 등 증세에 따라 치료를 하게 되는데 주로 발의 안정을 위해 발의 사용을 자제하면서 진통과 소염을 하는 방법으로 치료를 하게 된다.

그런데 만약 바쁜 일상생활 속에서 부득이한 사유로 충분한 재활과정과 적절하고 완전한 치료를 하지 않고 진통과 소염만으로 통증이 없어져 치료가 된 것으로 알고 생활하다 보면 발목에 집중되는 체중, 마찰, 충격 등 발목 관절의 불완전성으로 발목을 자주 삐게 되는 습관성 염좌로 악화되어 고통을 가중시키게 된다. 삔 발목으로는 걷기 같은 운동은 물론 일상생활도 원만하지 못해 자연히 혈액순환이 부진해지면서 원상회복도 어렵게 된다.

삔 발목을 재활하는 데 있어 최선의 방법은 ▶발목에 집중되는 체중 부담을 주지 않아야 하고 ▶일상생활에서 발생하는 발목관절의 마찰과 충격을 줄여야 하며 ▶혈액순환을 호전시켜 주어야 한다.

발목 염좌에 발목펌프운동이 추천되는 것도 이 때문이다. 삐거나 재발했을 경우에 혈액순환을 좋게 해주면서 발이 땅에 닿지 않아 발목에 체중 부담을 주지 않는 안정적인 방법이 발목펌프운동이기 때문이다.

따라서 발목을 삐었을 때 발목펌프운동을 하면 치료와 재활을 도울 뿐 아니라 건강한 발목으로의 회복을 돕는 데도 큰 효과가 있다.

혈액순환을 호전시키는 발목펌프운동을 꾸준히 한다면 습관성 발목 염좌는 자연스레 치유가 되고 전신의 건강도 좋아지는 일석이조의 효과를 나타낼 것이다.

발목에 물이 찬 증상에 효과 봤어요!

저는 장애 영유아를 교육하는 기관에 근무하는 교사이지만 행정업무를 담당하고 있기에 하루 종일 책상에 앉아 있거나 컴퓨터 앞에서 문서 작업을 하는 시간이 하루의 대부분을 차지합니다. 그러다 보니 오후가 되면 발목 주위와 종아리 부분이 붓기도 하고 통증이 있었습니다. 퇴근하여 짐볼에 다리를 올려놓기도 하고 통증 완화 젤을 바른 후 원적외선을 쬐이기도 하였지만 별 효과를 보지 못했습니다.

또한 몇 년간 지체장애 아동들을 지도하다 보니 어깨 근육통과 허리·팔목·발목 그리고 전신적 피로감에 늘 지쳐 있는 상태였습니다. 이러던 차에 몇 달 전 양 발목을 한 달 간격으로 삐어 영상의학과와 정형외과의 진료 결과 "발목에 물이 차 있다."는 의사의 소견을 들었습니다.

몇 달간 정형외과와 한의원을 오가며 양약과 물리치료 그리고 침·뜸 등을 하며 집중 치료를 받았으나 호전의 기미가 보이지 않았습니다.

답답한 마음에 '종아리를 마사지 하면 좀 낫지 않을까.'라는 생각이 들어 인터넷 검색창에서 '종아리 통증'을 검색하던 중 발목펌프운동에 대해 알게 됐습니다. '아! 이거다.' 싶어 인터넷을 통하여 발목펌프 운동기구를 구매했는데 며칠 뒤 배달되어 왔습니다.

이제 사용한 지 3개월가량이지만 발목의 부기도 확연히 감소하였으며, 저녁마다 아리던 종아리의 통증이 급격히 감소함을 절감하고 있습니다. 저를 지켜보던 언니도 제가 하는 걸 보고 함께 발목펌프운동을 하게 됐습니다. 함께 근무하는 동료들에게도 발목펌프운동의 좋은 점을 적극 알리는 전도사가 됐습니다. 1년의 시간이 흐르면 더욱더 폭넓은 효과를 누리게 되리라 여겨집니다.

18 변비·소화불량일 때 발목펌프운동 하루 10분

변비에 걸려 하소연하는 사연을 들어 보면 날마다 잘 배설하는 것이 얼마나 중요한 일인지 절로 알게 된다.

변비에 걸리게 되면 별의별 방법을 다 써보지만 쉽게 해결이 안 돼 고생하는 경우가 많다. 운동도 하고 물도 많이 마시고, 채소·유산균·낫토도 먹어보지만 별 효과가 없는 경우도 비일비재하다.

한 번은 2주째 토끼똥 외에 전혀 변을 못 보고 있는 극심한 변비 환자라며 제발 살려달라고 애원하는 사람과 전화 통화를 한 적이 있다. 변비를 달고 산 지 수년째이고, 병원에도 가고 효과가 좋다는 변비약도 먹어봤지만 효과를 못 봤는데 혹시 발목펌프운동을 하면 효과가 있는지 물어왔다.

변을 제대로 못 본다고 별 대수야 하겠지만 변을 제대로 못 봐 고통을 호소하는 사람들의 사연을 들어보면 지옥이 따로 없다.

물론 변비가 있을 때마다 약을 먹거나 하면 일시적으로 증상이 개선되기도 한다. 하지만 이것은 결코 근본적인 해결책이 될 수 없다. 다시금 재발하는 악순환이 거듭될 뿐이다.

변비나 소화불량을 해결하기 위해 약에 의존하게 되면 내성이 생기면서 소화기관 스스로 소화·배변활동을 하지 않아 기능이 퇴화되기 쉽다. 따라서 응급상황에서는 일시적으로 약이나 기계에 의존하더라도 장기간 계속돼선 안 된다. 소화기관 스스로 활동을 할 수 있도록 장기를 훈련시켜야 근본적인 해결이 가능하다.

변비 때문에 고통을 겪고 있는 사람들은 대부분 변비에 좋은 음식, 과일, 즙, 차, 유산균 등 먹는 것에 초점을 맞추려고 하고 운동은 그리 중요하게 생각하지 않는다.

하지만 변비 해결에도 운동은 중요한 요소다. 운동을 해서 몸이 건강해지면 변도 잘 나오기 때문이다. 변비를 해결하고 쾌변을 하는 생활을 하기 위해 발목펌프운동이 추천되는 것도 이 때문이다.

변비의 주원인은 자동차의 대중화로 운동할 기회가 줄어들고, 먹는 음식은 말랑말랑 부드러운 음식 위주로 먹으며, 섬유질이 많이 든 거친 음식을 멀리한 식습관 탓이 크다. 변비를 해결하려면 이들 원인을 해소하면 된다.

인간은 원래 네 다리로 걸어 다니다가 진화를 거듭하면서 두 발로 걷게 되었지만 소화기관은 원래대로 평면 상태로 배치되어 있다. 평면 상태로 배치된 소화기관을 두 발로 걷는 직립 상태로 써야 하기 때문에 신장의 6배나 되는 소화기관인 장 전체의 움직임은 약해질 수밖에 없다. 따라서 인간의 몸은 구조적으로 변비나 숙변이 일어나기 쉬운 구조로 되어 있다.

소화물은 호흡에 의한 흉곽의 확대와 수축, 걷기 같은 운동을 통해 내장의 상하 움직임으로 소화물을 운반하게 된다. 결장(結腸)이 상하로 신축작용만 하면 소화물은 순서대로 보내지게 되지만 이때 운동을 해줘야 소화기관의 신축작용이 활발해진다. 이것이 바로 변

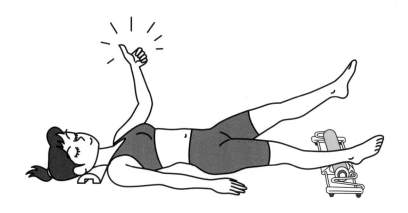

비 해결의 지름길이다.

하지만 바쁜 일상에서 시간을 내어 장시간 걷고 운동을 하기가 쉬운 것은 아니다. 발목펌프운동은 손쉽게 할 수 있는 운동으로 최고다. 발목펌프운동을 하면 복부근육이나 등 뒤 근육을 사용하면서 혈액순환을 좋게 해주기 때문에 장의 운동이 활발해진다. 또 누운 자세여서 중력의 영향이 없기 때문에 짧은 시간에 약간의 복부 움직임으로 많이 걷는 것과 같은 작용을 해서 변비를 해결하는 데 큰 도움이 된다. 변비를 개선하는 데 있어 아주 쉽고 완전한 운동법이라 할 수 있다. 며칠간 실천해 보면 변이 굵어지면서 쾌변이 되고 시원한 소변을 보게 될 것이다.

대장암 수술 후 달고 살던 변비가 개선됐어요!

56세에 대장암 수술을 하고 난 뒤부터 변비를 달고 살았습니다. 별의별 방법을 다 써 봐도 시원하게 변을 보는 것은 점점 어려운 일이 되어갔습니다.

그러던 어느 날 담당의사가 추천해 준 것이 있었습니다. 혈액순환도 좋게 하고 면역력을 좋게 하려면 운동이 좋다면서 발목펌프운동을 해보라고 권해주었습니다. 큰 힘 들이지 않고 쉽게 할 수 있는 운동이고, 그러면서도 효과는 좋다고 하셨습니다.

처음에는 맥주병으로 운동을 하다가 운동 숫자를 알려주는 편리한 발목펌프 운동기구를 구입해서 열심히 운동을 했습니다.

그랬더니 변비가 없어지고 건강이 하루하루 좋아지는 것을 실감하며 삽니다.

암은 수술로 결코 끝나는 병이 아닙니다. 늘 재발의 두려움을 안고 살아야 하는 병입니다. 암 재발을 막기 위해서 먹거리도 가려 먹고 운동도 열심히 해야 하는데 발목펌프운동은 암 재발을 막기 위한 운동법으로도 최고인 것 같습니다. 심한 운동이 아니어서 활성산소 걱정도 덜 수 있고, 게다가 혈액순환 효과는 아주 커서 암 환자에게는 안성맞춤 운동인 것 같습니다.

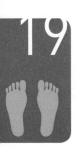

19 부정맥일 때
발목펌프운동 하루 10분

부정맥은 다양한 유형이 있다. 그중에서도 맥박이 불규칙하게 뛰는 부정맥과 아무런 움직임이 없는데 100m 계주를 한 것처럼 맥박이 갑자기 빨리 뛰는 부정맥이 대표적이다.

생활하면서 간혹 맥박이 갑자기 빨리 뛰는 경우나 맥박이 불규칙하게 건너뛰는 증세를 경험한 적이 더러 있을 것이다. 이럴 경우 너무 놀라거나 겁먹을 필요는 없지만 무시해서도 안 된다. 병원에 가서 검사를 받아보는 것이 좋고 평소 건강관리도 꾸준히 하는 것이 좋다. 그 방법 중 하나로 발목펌프운동을 꾸준히 하면 큰 도움이 되기도 한다.

불규칙한 맥박이 사라졌어요!

술을 마신 날이나 술과 커피를 마신 날이면 종종 맥박이 한 번씩 건너뛰는 증세가 나타나 걱정스러웠습니다. 국내 최고의 심장 전문의 선생님께 특진을 신청한 것도 그래서였습니다. 몇 시간 기다려 2분 정도 상담을 했는데 24시간 맥박 측정기를 부착한 결과를 보고 이야기하자고 하셨습니다.

저는 술을 먹고 측정을 하고 싶다고 하니 그렇게 하라고 해서 술을 먹고 측정을 했습니다. 그렇게 해서 나온 결과를 앞에 놓고 담당의사 선생님은 "술을 먹지 말라."고 하면서 "6개월 후에 다시 검사를 하자."고 했습니다. 그것이 다였습니다.

젊어서는 술을 그렇게 많이 마시고 커피를 아무리 많이 마셔도 그런 증세가 없었습니다. 그래서 심장에 문제가 생겨서 그런 줄 알고 원인을 알고자 했는데 별다른 원인을 말해주지 않아서 실망만 하고 그 후에 그런 증세도 없어져서 더 이상 병원에는 가지 않았습니다.

그런 일이 있은 후 얼마 되지 않아 불규칙하게 심장이 작동하는 원인을 짐작하게 됐습니다. 탈모 때문에 발모제를 1년 정도 복용했었고, 과체중이어서 체중 감량을 위해 운동을 과하게 하는 생활을 한 지 2개월 만에 생긴 증상이라는 데 주목했습니다.

불어난 체중을 빼기 위해 과하다 싶게 운동 계획을 세우고 실천을 했습니다. 출근을 하면서 30분, 점심 먹으러 집으로 오면서 30분, 점심 먹고 사무실로 가면서 30분, 퇴근길에 30분씩 걷기 운동을 했습니다. 그렇게 2달 정도 하니까 체중이 12kg이나 감량돼 너무나 만족스러웠습니다.

그런데 몸에 힘이 없고, 그렇게 잘 마시던 술도 막걸리 한 병을 다 마시지 못했으며, 탈모로 발모제를 먹고 있었는데도 탈모도 더 많아지면서 맥박까지 불규칙해졌던 것입니다.

한 모임에서 만난 의사가 저의 변한 모습을 보더니 "그 정도의 운동을 해서 급격한 체중의 변화가 있을 수 없다."면서 종합검사를 한 번 받아보라고 권했습니다.

그 말을 듣고 종합검사를 받는데 갑상선항진증이라는 진단을 받게 됐습니다. 불규칙한 맥박도 갑상선항진증이라는 신체의 문제로 생겼다는 걸 알게 됐던 것입니다.

이때부터 발모제도 끊고 무리하게 운동하던 습관도 바꾸었습니다. 그 대신 발목펌프운동을 시작했습니다. 몸에 무리가 덜 가는 운동이라고 해서 하게 되었습니다.

그 결과는 대만족입니다. 날마다 발목펌프운동을 실천하면서 불규칙한 맥박도 없어졌습니다. 이번 기회에 알아두면 좋을 것 같습니다. 맥박이 불규칙하게 뛰는 것은 갑상선 기능에 이상이 있어서도 나타날 수 있고, 술이나 커피, 발모제 등에 의해서도 생길 수 있다는 것을 기억했으면 합니다.

50년간 계속된 부정맥(심장발작)에서 해방됐어요!

아주 어렸을 때 아무런 움직임이 없이 자다가 갑자기 100m 달리기를 한 것처럼 맥박이 빨리 뛰어 구급차에 실려 갔던 적도 있었습니다. 병원에 도착하니 언제 그랬냐는 듯 심장은 정상적으로 돌아와 있었습니다. 심전도도 이상이 없었습니다.

그 후에도 꾸준히 같은 증상이 나타나 병원에 입원을 해서 검사를 해도 별다른 이상은 없다고 했습니다. 이런 증세는 주로 밤에 나타나면서 혼을 쏙 빼놓기도 했습니다. 그렇게 살아온 50년 세월이었습니다. 하나의 지병처럼 안고 가야 할 숙명인가 보다 했습니다.

그러던 어느 날 우연히 지인으로부터 이런 증상은 심장 때문이 아니라 혈액순환에 문제가 있어서 그럴 수도 있다는 말을 듣게 됐습니다.

발목펌프운동을 시작한 것도 그래서였습니다. 혈액순환에 좋다는 말을 들어서였습니다. 심장 발작이 없어지는지 시험을 해보기로 했습니다. 발목펌프운동을 하면 왼쪽 다리가 특히 아팠는데 꾹 참고 계속했습니다.

그렇게 한 달이 지났을 때 심장의 박동이 빨라지는 증상이 전혀 나타나지 않았다는 걸 알게 됐습니다. 그것이 시작이었습니다. 그때부터 발목펌프운동은 날마다 하는 운동습관이 되었습니다. 그러면서 심장발작으로 인한 괴로움도 더 이상 느끼지 않게 됐습니다. 작은 운동 하나가 제 삶에 너무도 큰 축복이 되었습니다.

'20 불면증 탈출에…
발목펌프운동 하루 10분

잘 먹고, 잘 자고, 잘 싸고는 건강의 절대 조건이다. 이 세 가지만 잘해도 건강의 기본은 유지된다.

그런데 만약 이 3가지를 제대로 수행할 수 없게 되면 우리 몸 어느 부위에 문제가 생겼다는 뜻이다. 또 건강이 나빠지기 시작한 초기단계로 봐야 한다.

암 수술을 한 사람들의 고통을 들어 보면 먹는 걱정보다 잠 좀 잘자고 배변 좀 잘했으면 살 것 같다는 말을 많이 한다. 그만큼 잘 자는 것이 중요하다.

불면증에 걸리게 되면 대부분 사람들은 무슨 음식을 먹으면 해결될 것으로 기대하고 음식으로 해결하려고 든다. 좋은 차도 마셔보고 영양제도 먹어본다. 이불도 바꿔보고, 베개도 새로 구입하고, 잠이 온다는 향을 피워보기도 한다. 힘이 드는 운동을 지치도록 해보기도 하는 등 온갖 방법을 다 동원해본다. 별별 짓을 다해 보지만 불면증을 해결하기는 결코 쉽지 않다. 약국에서 수면제를 사먹어도 불면증의 뿌리는 좀체 뽑히지 않는다.

물론 불면증도 원인이 명확할 경우 쉽게 해결될 수도 있다. 일례로 과다한 카페인이 문제일 경우 카페인을 피하면 된다. 또 하지불안증후군이나 피부질환 같은 육체적 질병으로 오는 경우는 그 질병을 치료하면 해결되기도 한다. 그렇지 않은 불면증인 경우는 대부분 정신과적인 치료를 하게 되는데 치료가 잘 이루어지지 않는다.

특히 정신과 진료를 받으면 기록이 남아서 취업 등에 불이익이라도 당할까 봐 적극적인 치료를 하지 않는 것도 치료를 어렵게 하는 이유다.

이 같은 불면증 치유에도 발목펌프운동은 좋은 효과가 있다. 불면증 치료에도 혈액순환을 좋게 해주는 것이 최고의 대책이 될 수 있기 때문이다. 수많은 사례에서 입증이 되고 있다. 발목펌프운동을 해서 건강이 좋아진 사례자 중에서 불면증까지 덤으로 개선됐다며 좋아하는 사람이 부지기수이기 때문이다.

불면증의 원인은 수없이 많아서 일일이 열거할 수는 없다. 불면증의 수많은 원인 중에서 혈액순환 부진이 주원인이라는 것은 널리 알려진 사실이다. 그런 측면에서 볼 때 혈액순환을 좋게 해주는 발목펌프운동은 불면증 개선에 큰 도움이 될 수 있을 것이다.

특히 발목펌프운동이 불면증에 효과를 나타내는 이유를 좀 더 과학적으로 이해하려면 우주비행사를 떠올려보자. 우주비행사가 우주여행을 하기 위해 무중력 공간에 들어가면 하지에 모여 있던 체액(혈액, 조직액, 림프액 등)이 중력의 영향에서 벗어나서 전신에 균등하게 분산된다. 그 결과 머리, 상반신에 부종을 일으키게 되는데 이것이 불면증의 주요 원인이라고 보는 것이다.

바쁜 일상으로 인해 현대인들 대부분은 운동량이 부족하다. 또 하루 종일 서서 생활하다가 저녁 잠자리에 들면 중력현상에 의해 발과 종아리에 몰려 있던 오염된 체액이 머리로 올라가 돌게 된다. 이때 제일 섬세한 뇌세포가 오염된 체액으로 인해 잠을 못 자겠다고 비명을 지르게 되는데 이것이 바로 불면증을 초래한다는 것이다.

그래서 잠자리에 들기 전 신장 기능을 좋게 해서 오염된 체액을 강력하게 여과하고 정화시켜 맑고 깨끗한 체액으로 만들어 머리까지 돌게 하면 숙면을 취할 수 있다는 것이다. 발목펌프운동을 하면 불면증 개선에 효과가 있는 것도 이 때문이다.

잠자리에 들기 전 발목펌프운동을 짧은 시간이라도 하면 혈액순환이 좋아지면서 체액을 깨끗하게 만들 수 있고, 이렇게 만들어진 체액이 많은 혈액을 필요로 하는 뇌에까지 전달되면 불면증도 해결하고 숙면도 취할 수 있다.

발목펌프운동을 하다가 졸음이 오고 잠이 와서 자신도 모르게 잠을 자게 될 정도로 가장 빨리 체험하는 질병이 바로 불면증이다.

불면증 덫에서 빠져나올 수 있었어요!

2005년 봄, 투자하고 있던 주식종목이 상장 폐지되는 바람에 큰 금전적 손해를 입었습니다. 그 충격으로 건강에도 적신호가 켜졌고, 심한 불면증도 시작됐습니다.

장장 6개월 동안 잠자기 전 술을 마시지 않으면 잠을 한숨도 잘 수 없는 상황이 계속됐습니다. 그 고통은 안 겪어본 사람은 모를 것입니다. 잠 그것 뭐 대수냐고 하겠지만 잠을 못 자니 정상적인 일상생활을 할 수가 없었습니다.

잠을 자기 위해 안 해본 것이 없을 정도입니다. 힘든 운동도 해보고 걸어도 보고 달려도 봤습니다. 온갖 방법을 다 시도했지만 소용이 없었습니다. 잠을 잘 못 자니까 그 후유증으로 시력이 저하돼 글자도 또렷이 보이지 않았습니다. 몸에는 힘이 하나도 없고 귀에서는 소리가 나고 그야말로 온몸이 만신창이가 돼 갔습니다.

그러던 중 발목펌프운동에 대해 듣게 됐습니다. 지인이 한 번 해보라며 대나무로 된 발목펌프 운동기구도 선물로 주었습니다. 거실에 누워 TV를 보면서 10분 정도 발목펌프운동을 했습니다. 그런데 그날 밤 기적 같은 일이 일어났습니다.

별의별 방법을 다 써보아도 잘 수 없었던 잠! 그런데 그날은 아니었습니다. 잠을 푹 잘 수 있었습니다. 그렇게 저를 힘들게 하던 불면증이 나타나지 않았던 것입니다.

그 후의 일은 말하지 않아도 알 것입니다. 지긋지긋한 불면증의 덫에서 벗어났습니다. 물론 발목펌프운동을 열심히 하면서 얻은 결과이기도 합니다.

너무도 위대한 발목펌프운동! 불면증에서 벗어나 감사하고 또 감사했던 기억은 아직도 생생합니다. 지금은 어떻냐고요? 불면증은 모르고 산 지 오래됐습니다. 누가 뭐래도 발목펌프운동은 저를 살린 은인입니다. 만약 발목펌프운동을 몰랐다면 지금의 저는 어떻게 되었을까요? 생각만 해도 아찔합니다.

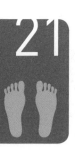

21 알레르기성 비염 비후성 비염일 때 발목펌프운동 하루 10분

감기 몸살이 오면 전초전으로 콧물, 재채기, 코 간지러움, 코막힘 증상이 나타난다. 비염은 감기와 밀접한 관계가 있다. 계절이 바뀌면서 습기나 온도가 갑자기 변할 때, 혹은 계절이 바뀔 때 알레르기 비염이 많이 나타난다.

허약하거나 알레르기 체질 그리고 비염이 있으면 감기에 잘 걸리고, 감기와 같이 오는 급성 비염이 되풀이되면서 만성화한 것은 낫기 어렵다. 만성 비염으로 되면 수십 년을 고생해도 치료가 잘 안 돼 고생하는 경우가 많다.

이러한 비염은 겪어보지 않은 사람은 잘 모르겠지만 비염 때문에 밤에 잠도 잘 못 자고 삶의 질도 많이 떨어진다. 만성화된 비염을 100% 치료하기는 쉽지 않다고 하는데 실제로 수십 년을 비염으로 고생을 하면서도 마땅한 치료법을 찾지 못해 힘들어 하는 경우도 많이 본다.

알레르기 비염을 개선하는 데도 발목펌프운동은 좋은 효과를 나타낸다. 특히 알레르기 비염은 상체의 문제여서 발목펌프운동을 기본으로 하면서 손목펌프운동도 보조적으로 실행하면 보다 더 빠르게 좋은 효과를 볼 수 있을 것이다.

비염과 불면증에서 해방됐어요!

평소 운동하기를 좋아하고, 겨울에도 감기 한 번 걸리지 않을 만큼 건강에는 항상 자신이 있었습니다. 사십대 후반을 넘어서면서 친구들이 모이면 이런저런 병과 관련된 고민을 털어놓아도 저와는 상관없는 일이라고 여겼습니다.

그런데 2년 전부터 가볍게 시작한 감기가 잘 낫지 않더니 결국 알레르기성 비염으로 발전하는 사태가 벌어졌습니다. 비염 약을 먹지 않으면 코가 심하게 막히거나 콧물이 흘러 잠조차 못 자는 날이 많아졌습니다. 다음 날 회사 출근을 위해서는 수면제를 먹어야 잠을 잘 정도였으니 그 고통을 짐작할 수 있을 것입니다.

계속되는 잦은 감기와 되풀이되는 비염으로 인해 한여름에도 마스크 없이는 외출이 어려울 정도였고, 사시사철 마스크는 저의 필수품이 되고 말았습니다. 매사 의욕이 없어질 만큼 체력은 점점 약해졌고, 급기야는 혈액순환과 체온조절이 안 되는지 발 시림 증상과 함께 조금만 움직이면 식은땀이 흐르고 이상하게 땀이 잘 마르지도 않고 또 감기에 걸리는 악순환이 끊임없이 계속됐습니다.

일단 일차적으로 수면제와 비염 약 없이 숙면을 할 수 있는 방법을 찾고 싶어 관련 정보를 찾던 중 우연히 체온을 높이면 면역력이 생겨 모든 병을 치유할 수 있다는 아보 도오루 교수의 '체온면역력 이론'과 '발목펌프운동'을 알게 됐습니다.

특히 발목펌프운동은 현대인의 보행 부족을 해소하고 체액의 순환을 좋게 하며 전신의 혈액순환도 좋게 해서 쾌식·쾌면·쾌변에 도움이 된다는 걸 알게 됐습니다. 곧바로 발목펌프 운동기구를 구입한 것도 쾌면에 도움이 된다고 해서였습니다.

처음에는 체력이 너무 약해진 탓인지 발목펌프운동을 600회 하기도 힘들어 잠자기 전 300회 정도를 실천했습니다. 그렇게 시작된 발목펌프운동을 날마다 점점 횟수를 늘려가며 꾸준히 했고, 얼마 되지 않아 아침저녁에 각각 600회씩 할 수 있게 됐습니다.

발목펌프운동을 하기 시작하면서 가장 먼저 느낀 점은 운동을 하고 나면 몸 전체가 따뜻해지는 느낌이었습니다. 그러자 체온이 올라갔고, 체온이 올라가자 항상 막혀 있던 코가 뻥 뚫리면서 시원해짐을 느꼈습니다.

그러자 정말 오랜만에 수면제 없이도 잠을 잘 수 있게 됐습니다. 이때부터 발목펌프운동은 제 생활에서 가장 중요한 일과가 되었습니다. 매일매일 꾸준히 하기 시작했고, 열심히 하기 시작했습니다. 열심히 하면 예전의 건강했던 체력을 되찾을 수 있을지도 모른다는 확신도 들었습니다. 더군다나 발목펌프운동은 비가 오나 눈이 오나 집에서 간편하게 부담없이 할 수 있다는 점 또한 큰 장점이었습니다.

이제 발목펌프운동을 시작한 지 만 1년이 조금 넘었습니다. 저의 일상 생활 전체를 괴롭히던 비염 증상은 거의 사라져 이젠 마스크 없이도 외출이 가능합니다. 발목펌프운동을 하고 나면 발끝이 따뜻해짐을 느끼며 숙면을 취하는 데도 어려움이 없습니다.

건강이 회복되면서 소극적이던 생활 태도 또한 적극적으로 바뀌었습니다. 앞으로도 발목펌프운동은 날마다 꾸준히 계속할 생각입니다. 건강을 한 번 잃어보니 건강할 때 건강을 지키는 것이 얼마나 행복한 일인지 뼈저리게 실감했기 때문입니다.

22 생리통일 때
발목펌프운동 하루 10분

생리통은 혈액순환장애, 호르몬 밸런스가 깨졌을 때, 피임약 복용, 스트레스 등 여러 가지 원인으로 생기기도 한다. 특히 혈액순환이 부진하면 수족냉증을 악화시켜 더욱더 고통스러운 생리통을 겪게 된다.

생리통이 심할 경우 어떻게 해결해야 하는지 문의를 많이 하는데 생리통의 종류를 먼저 파악하는 것이 중요하다. 보통의 생리통은 운동을 해서 혈액순환을 좋게 하고 채식을 주로 섭취하면 어느 정도 개선 효과를 기대할 수 있다.

전문의들이 생리통 완화를 위해 적극 추천하는 방법은 지방이 많은 음식을 피하고 혈액순환을 좋게 하는 운동을 하는 생활습관으로 몸을 따뜻하게 유지할 것을 강조한다.

심부온도를 올리는 가장 효과적인 방법은 운동으로써 몸을 따뜻하게 만드는 것이다. 전문가들이 강조하는 몸을 따뜻하게 유지하고 혈액순환을 좋게 하기 위한 방법으로 발목펌프운동은 다른 어떤 운동보다 효과가 좋다. 하기도 간편하고 짧은 시간 해도 만족할 만한 운동 효과를 얻을 수 있으므로 생리통 완화를 위한 운동으로 안성맞춤 운동이라 할 수 있을 것이다.

지긋지긋한 생리통에서 벗어났어요!

평소 손발이 차고 생리통도 심해서 한 달에 일주일은 죽다가 살아나기 일쑤였습니다. 그러던 중 우연히 발목펌프운동을 추천받아 하게 됐는데 그 효과에 너무도 놀라고 있습니다. 발목펌프운동을 아침저녁으로 1200회씩 한 지 15개월 정도 되었는데 이제는 지긋지긋한 생리통에서 해방됐습니다.

생리통에 발목펌프운동의 효과는 정말로 최고인 것 같습니다. 한 달 만에 그 효과를 실감했습니다. 일상생활을 할 수 없을 정도로 심하던 생리통이 견딜만 해지더니 3개월 정도 지났을 때는 생리통을 느끼지 않게 됐습니다. 그렇게 심하던 생리통이 발목펌프운동으로 사라졌다는 것이 지금도 믿어지지 않습니다.

지금은 저혈압도 정상혈압으로 돌아왔고, 생리통은 없어졌고, 이래저래 발목펌프운동 효과 덕을 톡톡히 보고 있습니다.

23 손목터널증후군(테니스엘보)일 때 발목펌프운동 하루 10분

손 목터널증후군의 증상은 엄지와 둘째손가락, 셋째손가락이 저리고 무감각해지는 증상이 가장 흔하고 통증이 생기고 마비를 유발한다.

반복적 가사노동, 컴퓨터 및 휴대폰의 사용으로 손목에 지나친 부담을 준 경우에 나타나므로 이런 생활로 인해 오는 경우는 원인이 된 생활습관을 바꾸고 혈액순환을 좋게 해주면 될 것이다.

테니스엘보는 컴퓨터 사용자, 주부, 목수, 요리사 등 팔을 많이 사용하는 사람에게 주로 발생하고 테니스, 골프 등 팔을 쓰는 운동을 지나치게 하는 사람에게서 많이 발생한다.

손목 부위의 골절이나 탈구 등으로 수근관이 좁아져서 신경이 눌리는 경우, 감염이나 류마티스관절염·통풍 등 질환의 합병증으로 인한 경우, 종양·임신·비만·당뇨·갑상선 기능 장애가 있을 경우 더 잘 발생하는 경향이 있다. 이런 경우는 악화될 수 있어 지체 없이 병원의 도움을 받아 해결해야 한다.

손목터널증후군이 발생하면 초기부터 힘줄의 움직임을 촉진시키는 운동치료가 매우 중요한데 발목펌프운동을 기본으로 생활화하면서 손목펌프운동을 병행해서 실행한다면 더 빠른 효과를 볼 수 있을 것이다.

손목터널증후군에서 탈출했어요!

안녕하세요? 저는 49세 주부입니다. 어느 날 갑자기 남편의 오른손에 마비가 와서 온 집안이 발칵 뒤집혔습니다. 병원에서는 손목터널증후군인 것 같다고 했습니다. 손을 너무 많이 써서 생긴 병이라고 했습니다. 남편의 직업이 도배 일을 하는 거여서 생긴 병이기도 했습니다.

이때부터 남편은 어쩔 수 없이 일을 할 수 없게 됐습니다. 손에 힘이 없어 연장을 들 수 없었습니다. 그렇게 되면서 가족의 생계도 막막해졌습니다. 어떻게든 고쳐보려고 병원으로 한의원으로 안 가본 데가 없을 정도입니다. 하루 빨리 낫게 하고자 별의별 방법을 다해보았습니다. 그러나 좀체 차도가 없었습니다. 날로 증상은 심해졌고, 부기도 점점 심해졌습니다.

그러던 중 여러 가지 증상에 효과가 좋다는 말을 듣고 구입했다가 발목이 하도 아파 내팽겨 두었던 발목펌프 운동기구가 생각나 남편에게 한번 해보자고 권했습니다.

남편도 답답했던지 순순히 응해주었습니다. 아침에 일어나자마자 600회를 했고, 저녁 잠자리에 들기 전에 또 600회를 했습니다.

그렇게 한 달쯤 지나자 손에서 부기가 빠지기 시작했습니다. 또 얼음장처럼 차가웠던 손끝에서 온기가 느껴지기 시작했습니다. 분명히 좋아지고 있다는 신호였습니다. 그래서 신이 나서 더 열심히 했습니다. 아침저녁으로 1200회씩 하면서 정성을 쏟았습니다.

그렇게 6개월이 지났을 때 남편은 오른손으로 음식을 먹을 수 있게 됐습니다. 가벼운 물건도 들 수 있게 됐습니다. 1년이 지났을 때는 거의 정상으로 회복이 됐습니다. 손을 맘대로 쓸 수 있게 됐습니다.

이제는 다 나아서 또다시 열심히 도배 일을 하고 있습니다. 발목펌프운동도 여전히 열심히 하고 있습니다. 주위 사람들에게도 널리 알리는 발목펌프운동 전도사가 되어버렸습니다. 발목펌프운동을 꾸준히 하면서 혈압도 정상으로 돌아왔고, 7년 넘게 먹었던 당뇨약도 이제는 거의 안 먹어도 될 정도로 좋아졌습니다.

발목펌프운동 덕분에 우리 가족은 다시금 기쁨을 되찾을 수 있게 됐습니다. 남편뿐만 아니라 저 또한 남편과 함께 발목펌프운동을 실천하면서 체중이 4kg이나 빠져 이래저래 발목펌프운동은 우리 집 구세주와도 같습니다.

24 수전증일 때
발목펌프운동 하루 10분

여기서 말하는 수전증은 본태성 떨림이라고 해서 식사를 하든가 찻잔을 든다든지 글씨를 쓰려 한다든가 할 때 손이 떨리는 증상의 수전증을 말한다.

나이가 들면 식사를 할 때나 손으로 무슨 일을 할 때 심하게 손이 떨려 국조차 제대로 떠먹지 못하는 경우가 더러 있다. 이와 같은 증세가 수전증 증상이다.

꼭 나이가 많지 않아도 술잔을 주고받을 때, 혹은 손을 뻗어 무슨 일을 하려 할 때 손이 떨리는 증상이 나타나기도 하는데 이럴 때도 발목펌프운동을 하면 증상 개선에 큰 도움이 된다. 또 생활 속에서 손으로 호두를 굴리는 습관도 좋고 팔의 근육운동을 하면 더 좋다.

다 죽어가던 노인이 팔팔하게 되살아났어요!

발목펌프운동을 알게 된 지 벌써 2년이 되어갑니다. 저는 올해 87세로 고혈압과 당뇨, 만성 신장질환으로 온몸이 부어 신장 투석을 눈앞에 두고 있던 환자였습니다.

몇 년 전엔 뇌경색으로 병원에 입원하여 큰 홍역을 치르기도 했고, 가까스로 재활운동을 병행하여 절룩거리며 겨우 걸을 수 있게 돼 안심한 것도 잠시! 화장실에서 나오다가 다리를 잘못 디뎌 왼쪽 대퇴부 골절로 병원에서 많은 시간을 보내기도 했습니다. 병원에서 퇴원을 했어도 왼쪽 발과 다리 저림으로 늘 누워 지내는 날이 많았고, 밤엔 증상이 특히 심해서 뜬눈으로 밤을 지새우기도 했습니다. 밤에 잠을 못 잔다는 것이 그렇게 괴롭고 외로운 일이라는 것도 처음 알았습니다.

온몸이 종합병원이던 제게 발목펌프운동은 희망이 되어주었습니다. 아마도 발목펌프운동을 알지 못했더라면 벌써 이 세상 사람이 아니었을 것입니다. 밤마다 잠 못 이루는 할아버지를 안쓰럽게 생각한 손녀딸이 여기저기 알아보다가 알게 된 게 발목펌프 운동기구였습니다.

다리 저림이 조금이라도 나을까 하여 열심히 발목펌프운동을 하게 되었는데 다리 저림뿐만 아니라 늙은이를 괴롭히던 여러 가지 증상들이 천천히 사라지기 시작했습니다. 당뇨와 고혈압이 눈에 띄게 완화되었고, 제일 걱정거리였던 신장이 제 기능을 하는 것인지 몸이 퉁퉁 부어서 아프던 것이 더 이상 붓지 않고 괴롭지 않게 되었습니다.

특히 기력이 점점 쇠하여 손이 심하게 떨리던 증상도 있었는데 발목펌프운동을 하고는 없어졌으니 이럴 수도 있나 싶었습니다.

앞으로 얼마나 더 살지 알 수는 없으나 죽는 날까지 건강하게 살다가 가고 싶은 것이 제 바람입니다. 그러기 위해 발목펌프운동을 꾸준히 할 생각입니다. 다 죽어가던 늙은이가 팔팔해져서 발목펌프운동이 최고라고 말하고 다니니 제 주변에는 발목펌프운동을 하는 사람이 참 많습니다. 많은 사람들이 발목펌프운동으로 건강을 챙겨서 활력 있는 삶을 살기를 바랍니다.

25 스트레스·우울증일 때 발목펌프운동 하루 10분

스트레스를 해결하는 방법은 정신건강의학적인 치료 외에도 다양한 치료 방법이 있을 수 있다. 공통적으로 취미생활을 하라, 잠을 잘 자라, 집안이 행복하게 하라, 모르는 것이 약이다, 사소한 것에 너무 집착하지 마라 등등 다양한 해법이 제시되기도 한다. 또 스트레스를 받게 된 동기에 따라 모두 다르게 처방이 있을 수도 있다.

이러한 스트레스 해결에도 운동은 최선의 선택이 될 수 있다. 질병으로서의 스트레스는 주로 사지의 정맥 근육 펌프작용인 운동 부족과 체액의 오염이 방아쇠가 되어 유발되는 증상으로 볼 수 있다.

스트레스로 인해 심리적으로 자신감이 떨어지고 위축되어 있으면 몸도 경직되어 버린다. 호흡이 얕아지고 신체 감각이 둔감해지면서 인지능력, 판단력까지 떨어지게 되면서 의외의 질병들이 갑자기 발생하게 되는 단초가 되기도 한다.

스트레스를 해결하기 위해서는 현재 받고 있는 스트레스를 해소하는 것이 급선무다. 이때 스트레스나 우울증은 생각으로 푸는 것이 아니고 행동으로 풀어야 한다는 것이 많은 전문가들의 일치된

견해다. 혈액순환을 좋게 하는 운동을 통해 몸의 생기와 활력을 되찾는 것부터 시작해야 한다.

인간의 몸은 움직여야 건강하도록 만들어졌다. 운동을 하면 우리 몸속에서 스스로 행복하게 하는 화학물질 분비도 증가하게 되고 분노의 에너지도 소모하게 되어 감정을 조절하는 데 일석이조의 효과를 낼 수 있다.

또한 운동은 자신감을 가지게 하고, 감정을 조절하며, 긍정적인 사고를 도와준다. 건강을 좋게 하여 우울감과 스트레스를 해소할 수 있는 힘을 길러주기도 한다.

특히 우울증은 숙면을 하면 80%는 개선된 것인데 혈액순환을 좋게 하는 운동이 숙면의 기초가 된다. 낮 시간대의 운동은 수면의 질도 좋게 하고 우울증을 날려버릴 수 있다. 만약 우울하다면 머뭇거리지 말고 지금 당장 밖으로 나가서 운동부터 시작해야 한다.

운동을 할 때는 한 가지만 하지 말고 요일에 따라 다양한 운동을 즐길 수 있도록 프로그램화 하는 것이 좋다. 운동은 남는 시간에 하는 것이 돼서는 안 되고 최우선 순위에 두고 매일 해야 하며, 여건이 되면 그룹으로 하는 것이 더 좋다.

운동은 무엇보다 시작이 중요하다. 손쉽게 언제 어디서든지 시작할 수 있는 운동이라면 금상첨화다. 발목펌프운동이 적극적으로 추천되는 것도 그 때문이다. 특히 발목펌프운동을 하면서 걷기도 하면 이보다 더 좋은 운동법도 없다.

우울증에서 벗어나 생기가 납니다!

안녕하세요? 망설이다가 다른 사람들을 위해 이 글을 씁니다. 저는 발목펌프운동을 하자마자 잔병치레가 다 없어졌습니다. 그래서 한동안 사용하지 않고 지냈습니다. 몸이 좋아졌으니 방심했던 것입니다.

그런데 어느 날 갑자기 우울증이 덮쳐 올 줄 어찌 알았겠습니까? 정말 무서운 것이 우울증이었습니다. 아무 것도 할 수가 없었습니다.

살아있는 것이 두렵고 죽는 것도 무섭지만 그래도 죽는 것이 더 편하게 느껴지기까지 했습니다. 죽음을 생각할 때 제 눈에 거실 구석에서 먼지에 뒤덮인 발목펌프 운동기구가 보였습니다. '그래 이거다.' 했습니다. 너무 많은 효과를 보았던 운동기구였기 때문이었습니다.

그렇게 발목펌프운동을 다시 시작했고, 탁탁탁 칠 때마다 제 머릿속에는 아름다운 벚꽃들이 만개하는 듯했습니다. 놀라운 마음의 변화였습니다. 그렇게 제 우울증은 발목펌프운동을 하면서 씻은 듯이 나았습니다.

인생을 살면서 이유 없이 무섭고 두려움이 들고 밥도 못 먹겠고, '내가 왜 이럴까?' 이런 생각이 들 때는 꼭 발목펌프운동을 해보세요.

'26 신경마비일 때
발목펌프운동 하루 10분

발 목펌프운동으로 마비됐던 신경이 살아났다는 사례는 많다. 당뇨로 인해 발가락 사이에서 진물이 나고 감각이 없던 발바닥에 감각이 살아나서 너무 기뻐 전화를 하는 경우도 더러 있다. 발목펌프운동은 체액(혈액, 조직액, 임파액 등) 순환을 좋게 해줌으로써 신경에 영향을 미쳐 활성화되는 것으로 보인다.

혈액순환을 좋게 해주는 발목펌프운동을 하면 어떤 작용을 해서 마비됐던 신경이 되살아나게 하는가를 찾아보니 혈관운동신경이라는 것과 연관성이 깊은 것으로 보인다.

혈관운동신경에는 혈관수축신경과 혈관확장신경의 두 종류가 있는데 혈관수축신경은 교감신경계에 속하며, 전신의 혈관에 분포해 있다. 이 신경은 늘 작용하여 세동맥을 적당한 수축 상태로 유지시켜 혈압을 조절하는 작용을 하는 것으로 알려져 있다.

혈관확장신경은 교감신경에 속하는 것과 부교감신경에 속하는 것이 있는데 보통 때는 휴지 상태로 있어서 혈압 조절에는 관여하지 않는다.

부교감신경에 속하는 것은 주로 분비선의 혈관에 작용하여, 분비선이 활동을 시작하면 혈관을 확장시켜 혈액량을 증가시킨다.

　교감신경에 속하는 것은 골격근이나 심근(心筋)의 혈관에 분포하여 운동을 할 때 이들 근육으로 가는 혈액량을 증가시키는 일을 한다.

　발목펌프운동을 해서 다른 운동과 달리 차원 높게 순환을 좋게하면 이런 기능을 하는 신경과 혈관의 상호작용으로 건강하게 되면서 상실된 신경을 살리는 것으로 보인다.

발목펌프운동으로 요통과 다리 신경마비가 나았어요!

중학 2학년 때 높은 곳에서 뛰어내리다 발뒤꿈치부터 머리끝까지 전기가 통하는 것 같은 심한 충격을 받은 후유증으로 허리에서 넓적다리 종아리까지 심한 통증이 생겼습니다.

30세에는 다리 저림과 마비로 인해 배변·배뇨도 못 하는 지경에 이르렀는데 2개월간 입원하여 골반 교정을 받아 배설 기능은 겨우 회복을 하였습니다.

40세에는 침과 뜸으로 치료를 해도 오른쪽 다리의 마비감은 점점 심해지고 종아리 아래로 발가락 끝까지 감각이 마비되어 심한 충격을 받기도 했습니다. 설상가상 시간이 지나면서 오른발도 그렇게 되었을 때는 죽고 싶은 심정이었습니다. 목욕을 할 때 뜨거운 물을 뿌리거나 바늘이나 뾰족한 것으로 찔러도 아무런 감각도 느끼지 못하는 지경이 되었던 것입니다.

병원에 가서 검사를 해보지 않은 것도 아니었습니다. MRI 검사 결과 '요추의 압박 골절'과 '척추 추간판 탈출증'인 것 같다고 했습니다. 요추 5번과 그 밑으로 이어지는 선골 사이의 연골이 납작하게 되어서 그렇다고 했습니다.

치료는 수술 대신 약으로 통증을 다스리면서 얼마간 상태를 살펴보다가 침과 뜸으로 치료를 시작했지만 기대만큼의 효과가 나타나지 않아 통증이나 마비감은 해가 갈수록 점점 더 심해졌습니다.

그러다가 50대 초입에 들어섰을 때 우연한 계기로 발목펌프운동에 대해 알게 됐는데 한 번 실천해보자 결심했습니다. 어떻게든 운동을 해야 한다는 걸 잘 알고 있었고, 발목펌프운동은 간단하고 손쉽게 운동할 수 있는 방법이어서 많이 끌렸습니다.

이때부터 양쪽 다리에 각각 20번씩 200회를 한 세트로 해서 하루에 몇 번이고 발목펌프운동을 했습니다. 그러자 2개월 후 몸에 나타난 반응은 놀라웠습니다. 무릎 아래 근육이 팽팽해져 자유로이 움직일 수 없었던 다리가 서서히 풀리면서 편하게 되었습니다. 그것이 시작이었습니다. 4개월 뒤에는 발로 구두 밑을 감지할 수 있게 됐습니다. 신발을 신고 있어도 감각이 없었는데 뜨거운 물을 뿌리면 보통 사람들처럼 뜨거움을 느끼게 되었습니다. 요통과 좌골신경통으로 인한 통증도 나타나지 않는 날이 부쩍 많아졌습니다.

수십 년 동안 고생한 척추 추간판 탈출증의 증상이 설마 이렇게 짧은 기간에 개선되리라고는 미처 생각도 못한 일이었습니다. 발목펌프운동은 제게 새로운 삶을 살게 해준 너무도 고마운 존재입니다.

27 신장 기능이 나쁠 때
발목펌프운동 하루 10분

혈액 속 노폐물을 걸러 내 오줌을 만드는 일을 하는 정상인의 콩팥에서 하루 여과되는 혈액량은 무려 180L 정도 되는 것으로 알려져 있다. 대부분은 재흡수 되고 노폐물로 배설되는 소변량은 1~2L라고 한다. 이렇게 엄청난 일을 하는 신장이 너무 피로하지 말라고 2개가 있어 교대로 피를 거르는 일을 하는 것이다.

이토록 힘든 일을 하는 신장을 위해서는 신장에 부담을 주지 않는 음식을 섭취하는 것이 중요하다. 또 운동을 생활화해서 깨끗한 피를 순환시켜서 신장에 들어가게 하면 신장의 일이 많이 줄어들 것이고 피로하지 않아 신장은 건강하게 제 기능을 다할 수 있게 될 것이다.

안경사업을 하면서 손님이 올 때마다 접대를 위해 ○○음료를 하루에 몇 차례씩 마시는 생활을 수년간 한 것이 원인이 되어 신장이 나빠지고 치료가 불가능하여 사업 모두를 접고 강원도에 전원주택을 지어서 간다던 사람이 있었다.

신장이 안 좋다고 하면 대부분의 사람들은 신장 기능에는 운동이 안 좋다고 믿고 있다. 콩팥 자체가 오염된 음식 섭취로 인해 피를 거르는 일도 버거운데 과중한 운동을 해서 육체를 피로하게 만들면 신장은 더욱 피로하게 될 것으로 여기기 때문이다.

그런 탓에 신장 기능에 문제가 있는 사람은 무리한 운동을 못 하게 한다. 그런데 여기에도 딜레마가 있다. 운동을 하지 않으면 혈액순환이 더욱 악화되어 악순환의 고리가 만들어지기 때문이다.

신장 기능에 문제가 있는 사람에게 발목펌프운동을 적극 추천하는 것도 이 때문이다. 무리한 운동이 아니기 때문이다. 그런 반면 혈액순환을 촉진하는 효과는 뛰어나다. 신장 기능이 나쁜 경우 최고의 운동법이 될 수 있는 셈이다.

육체적 피로와 에너지 소모 없이 편하게 할 수 있는 운동이 바로 발목펌프운동이어서 신장병 환자들도 부작용 없이 운동할 수 있는 최상의 조건을 갖추고 있다 할 것이다.

혹시 나도? 신장병 의심신호들

- 소변을 볼 때 통증이 있다.
- 몸이 무겁고 늘 피로하다.
- 소변이 잘 나오지 않는다.
- 소변이 붉거나 콜라색으로 변한다.
- 얼굴이 검어진다.
- 눈두덩이나 손발이 잘 붓는다.
- 소변 횟수가 증가했다.
- 속이 느글거리고 간혹 구역질 증세가 있다.
- 갈비뼈 하단 부위에 전에 없던 통증이 있다.
- 고혈압이 생겼다.
- 손발이 갑자기 냉해졌다.

크레아티닌 상승세가 꺾였어요!

제가 발목펌프운동을 접하게 된 것은 2010년 5월경의 일입니다. 며느리를 통해서였습니다. 며느리가 알고 있던 교수로부터 발목펌프운동을 하면 건강에 좋다는 말을 듣고 제게 발목펌프 운동기구를 선물해 주면서부터였습니다.

선물로 받았을 당시에는 처음 보는 운동기구였고, 별로 믿음이 안 가서 며느리에게 고맙지만 사용을 안 할 것 같으니 반품을 해달라고 부탁해 반품까지 했습니다.

그런 일이 있고 한 달이 채 안 되어 우연찮게 다시 발목펌프운동 효과를 크게 봤다는 사람의 이야기를 들으면서 '혹시나?' 하는 마음이 생겨 다시 한 번 구입을 부탁하여 본격적인 발목펌프운동을 시작하게 되었습니다. 우여곡절 끝에 시작한 발목펌프운동은 제 삶에 적잖은 영향을 미쳤습니다. 먼저 크레아티닌(Creatinine) 수치에 대하여 이야기 해보려 합니다.

크레아티닌 수치는 신장 기능을 나타내는 수치로 정상범위가 0.5~1.2mg/dl입니다. 정상적인 사람의 경우 이 수치가 1로서 신장 기능은 90% 이상 남아 있다는 것을 의미하며, 1.5만 되어도 신장 기능이 50%밖에 남아 있지 않다는 것을 뜻합니다.

수치가 4일 경우는 신장 기능이 5%밖에 남아 있지 않은 것으로 보고 고통스러운 투석이라는 것을 해야 합니다. 저의 경우는 크레아티닌 수치가 2.5까지 올라가 있었습니다. 2.5면 신장 기능은 22% 정도밖에 그 기능을 할 수 없다는 뜻입니다.

평소 신장 기능이 좋지 않아 신장 검사를 꾸준히 하였는데 2005년까지는 크레아티닌 수치도 1.7~1.8을 유지해 왔습니다. 그런데 2010년 6월부터 하지정맥류 치료약을 복용하기 시작하면서 불과 두 달 사이에 크레아티닌 수치가 1.4→1.5→2.0→2.5로 갈수록 악화돼 소변도 제대로 나오지 않고 손도 붓고 몹시 힘들었습니다.

하지정맥류 치료약으로 인하여 신장 기능이 오히려 나빠진 것 같아 2010년 7월부터는 하지정맥류 약을 복용하지 않고 그 대신 발목펌프운동을 꾸준히 하기 시작했습니다.

발목펌프운동의 효과는 얼마 되지 않아 곧바로 나타났습니다. 발목펌프운동을 한 지 3~4개월 만에 크레아티닌 수치가 원래대로 돌아온 것입니다. 물론 이 수치도 정상인보다는 높은 수치였지만 악화일로를 걷던 것이 일단 멈춰 섰다는 것에 안도했습니다. 발목펌프운동으로 이전의 수치 1.4로 되돌려졌다는 것이 너무나 신기했습니다.

하지정맥류도 호전되었을 뿐 아니라 약 복용으로 인하여 악화된 신장 기능도 호전된 것이 너무도 놀라웠습니다. 신장은 우리 인체 중에서 한 번 나빠지면 회복되기가 거의 불가능한 장기로 알려져 있기 때문입니다.

지금도 시간이 날 때마다 발목펌프운동은 꾸준히 하고 있습니다. 매일 아침저녁으로 600회씩 합니다. 직접 경험해 보지 않으면 믿을 수 없는 것이라 직접 운동을 해보시라고 권해 드리고 싶습니다.

28 심부정맥 혈전증일 때 발목펌프운동 하루 10분

하지의 피부 바로 아래에 위치한 정맥이 표재정맥이고, 근육에 둘러싸여 있는 정맥이 심부정맥이다. 혈액순환이 나빠서 피가 응고된 혈전(피떡) 등으로 인하여 심부정맥이 막혀서 심장으로의 혈액순환이 원활하게 이루어지지 않는 질병이 '심부정맥 혈전증'이다.

흔히 장거리 비행 시 좁은 좌석에 앉은 승객에게서 많이 발생하는 질환이라고 하여 '이코노미 클래스 증후군'이라고 부르기도 한다.

혈전증이 잘 생길 수 있는 선행 인자를 가진 환자에게 하지 피부색의 변화, 갑작스런 하지 부종과 보행 시 장딴지 통증 등의 증상이 생기면 심부정맥 혈전증을 의심해 볼 수 있다.

표재정맥에서 발생하는 혈전은 큰 문제가 되지 않으나 심부정맥에 발생하는 혈전은 즉각적인 치료를 필요로 하는 중요한 질병이다. 혈전이 막힌 부분보다 아래 부분의 혈관 팽창과 이로 인한 다리의 부종, 그리고 통증을 동반하기 때문이다. 경우에 따라서는 혈관에 염증이 발생하여 부분적인 혈관염이 동반되기도 하면서 혈전이 폐동맥으로 흘러가 폐동맥을 막으면 폐색전증을 유발할 수 있어 생사가 달린 질환이기도 하다.

이러한 심부정맥 혈전증에 대해 전문의들은 예방 및 대처법으로 ▶장기간 부동자세로 누워 있지 말고 ▶혈전으로 막힌 부위 아래로 정맥혈의 순환을 개선시키기 위해 의료용 고탄력 압박스타킹을 착용하고 ▶발목펌프운동을 통해 장딴지 근육을 수축시켜 정맥피의 순환을 도와주고 ▶종아리를 가슴보다 높게 하여 중력에 의해 피가 순환되게 도와주는 방법 등을 제시한다.

결국 중력의 영향을 받지 않게 하면서 혈액순환을 호전시켜 주라는 뜻인데 이때 발목펌프운동 이상의 좋은 방법은 없을 것이라고 확신한다.

혹시 나도? 심부정맥 혈전증 부르는 전조증상들

심부정맥 혈전증 증상은 대개 한쪽만 발생하는데 다음과 같은 증상이 나타나면 의심해 봐야 한다.

- 갑자기 심하게 붓고 탱탱해진다.
- 걷거나 심한 경우 가만있어도 통증이 느껴진다.
- 심한 경우 피부가 붉은색이나 파란색으로 변한다.
- 정맥이 커져서 튀어나와 보인다.
- 피부에서 열감이 느껴진다.
- 발을 위쪽으로 젖혔을 때 장딴지 근육에 통증이 느껴진다.

심부정맥 혈전증(D.V.T.)에 탁월한 효과 봤어요!

2009년 6월 어느 날, 갑자기 장딴지가 퉁퉁 부어 정형외과에 갔더니 '임파부종'이라고 했습니다. 이름도 생소한 질병이었지만 3개월간 치료를 해보자고 해서 그렇게 했습니다.

그러나 3개월 동안 치료를 받았으나 전혀 차도가 없었습니다. 결국 서울 아산병원에 갔더니 심부정맥 혈전증이라고 했습니다. 그때부터 지금까지 항응고제 와파린 약물 치료를 하고 있는 중입니다.

문제는 혈전을 더 이상 생성시키지 않으면서 다리 통증과 부기를 줄여나가는 것이 급선무였습니다. 하지만 쉽지 않은 일이었습니다. 다양한 방법을 다해 보아도 별 효과가 없었습니다.

그렇게 3개월쯤 지났을 무렵입니다. 인터넷을 서핑하다가 발목펌프운동에 대해 접하게 됐는데 솔깃하는 정보가 있었습니다. 한 정형외과 의사가 "발목펌프운동은 정맥류 환자에게 수억 원의 가치가 있다."면서 권장하는 내용의 글이었습니다.

반신반의하면서 즉시 인터넷을 검색해 발목펌프운동에 대해 자세히 알아보기로 했습니다. 그러면서 알게 된 사실은 놀라운 거였습니다. "정맥에는 피의 역류를 방지하는 정맥 판막이 있는데 발목펌프운동을 하면 판막의 기능을 돕는 역할을 한다."는 글을 보게 된 것입니다.

이 글을 보자마자 '바로 이 운동이다!' 했습니다. 이 운동이면 큰 효과가 있을 것이라고 확신도 갖게 됐습니다. 곧바로 발목펌프운동을 할 수 있는 운동기구 2대를 구입했고, 가족과 함께 열심히 실천하기 시작했습니다.

매일 식전·낮·취침 전 각각 10~15분씩, 도합 1200~1500회를 빠짐없이 발목펌프운동을 실천했습니다.

그 결과는 어땠을까요? 대만족입니다. 확신했던 대로 다양한 증상에 놀라운 효과를 보고 있습니다. 다리 통증도, 당기는 증상도, 붓는 증상도 몰라보게 좋아졌습니다.

저의 체험은 인터넷 심부전 혈전증 카페에 발목펌프운동의 필요성과 효과에 대한 글을 올려 많은 호응을 받기도 했습니다. 또한 E-mail 회원 150여 명에게도 글을 올려 정맥류 환자들은 꼭 발목펌프운동을 시행해 보도록 권하고 있습니다.

29 **아토피** 심할 때
발목펌프운동 하루 10분

아토피 피부염은 주로 유아나 소아에 많고 나이가 들면서 호전되거나 없어지지만 성인도 고생을 하는 사람이 많다.

아토피 피부염의 발병 원인은 아직 확실하게 알려져 있지 않은 상태이나 환경적인 요인과 유전적인 소인, 면역학적 반응 및 피부 보호막의 이상 등을 주요 원인으로 보고 있다.

아토피 피부염은 주변 환경 및 생활습관에서 인스턴트식품 섭취, 실내외 공해에 의한 알레르기 물질의 증가, 실내온도 상승으로 인한 집먼지 진드기 등 알레르기를 일으키는 악화 요인을 찾아내 제거하는 것이 중요하다.

발목펌프운동 창시자는 어린이를 과보호로 키우면 운동을 하지 않고 맛있는 것만 골라 먹어서 피가 진해지는데 피가 진해지면 혈액순환이 원활하지 않으므로 세포에 산소가 공급되지 않아 아토피가 생긴다고 했다. 혈액순환이 비정상적이면 체내에 노폐물이 쌓여 이른바 아토피 같은 병이 생긴다는 것이다.

발목펌프운동 창시자는 어린이의 아토피성 피부염을 치료하기 위해서는 어린이를 자립하도록 해서 혈액순환을 좋게 하는 것이 최선의 방법이라고 했다. 실제로 발목펌프운동을 해서 까칠하던 얼굴 피부가 부드러워지고, 얼굴에 생기가 나고 윤기가 나는 것 같다고 말하는 사람이 많다. 또 아토피가 없어지고, 쥐젖이 없어지고, 피부가 좋아졌다는 소리를 많이 듣게 됐다는 사람도 많다.

발목펌프운동을 처음 할 때 간혹 어지럼증, 구토, 몸살 기운, 습진 등이 발생하기도 하는데 이는 몸의 독소가 빠져나가는 정상적인 과정이므로 크게 염려하지 않아도 된다.

발목펌프운동으로 아토피 고통에서 벗어났어요!

저는 중학교 때부터 아토피 피부염을 앓고 있습니다. 그때는 별로 심하지 않았는데 재수를 시작하면서 몸에 나쁜 걸 많이 먹고 스트레스를 받고 하니 아토피가 심해지면서 나중에는 가려움 때문에 잠도 자지 못하는 심한 상황까지 가게 됐습니다.

온몸이 벌겋게 달아올라서 밖에 나가지도 못하고 자신감을 잃어서 대인관계도 나빠지고 정말 힘든 나날을 보냈습니다. 나중에 직장에 취직을 하면서 많이 가라앉긴 했지만 여전히 가려움증은 남아 있었고, 얼굴에 화장도 할 수 없었으며, 옷도 마음대로 입지를 못했습니다.

그런 저를 보고 안타까워하시던 지인이 발목펌프운동을 해보라고 해서 하게 되었습니다. 처음에는 '발목펌프운동을 한다고 아토피가 낫겠냐?' 며 반신반의했고, 믿음도 별로 안 가서 열심히 하지 않았습니다.

그런데 소아 아토피를 발목펌프운동을 실천해서 치료했다는 사례를 접하고는 '아, 나도 열심히 하면 효과가 있을지도 몰라.' 하는 마음으로 다시 열심히 시작을 하게 됐습니다.

저는 목과 팔 안쪽, 다리 안쪽(오금)에 아토피가 있었습니다. 그런데 한 3개월 정도 발목펌프운동을 하니 다리 안쪽의 가려움이 눈에 띄게 줄어드는 걸 느낄 수 있었습니다. 가려움 때문에 잘 자지 못했는데 발목펌프 운동을 하면서부터 잠도 잘 오고 가려움증도 덜해지면서 숙면을 취할 수 있게 됐습니다.

발목펌프운동을 한 지 1년이 되어가는 지금은 다리 안쪽에 흉터도 하나 없고 이제 화장도 하고 예쁜 옷도 마음껏 입고 다닐 수 있게 됐습니다. 발목펌프운동을 하면서 너무나 많이 좋아졌습니다.

아토피는 치료법이 없다고 하는데 부작용도 없고 실천하기도 쉬운 발목펌프운동을 많은 분들이 실천하셔서 행복한 나날을 보냈으면 합니다. 한 가지 바람이 있다면 발목펌프운동이 전국적으로 퍼져서 온 국민의 주치의가 되기를 바랍니다.

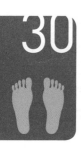

30 암 수술 후 건강관리에도
발목펌프운동 하루 10분

암 수술 환자가 많이 찾는 요양병원이나 요양원 중에는 건강관리를 위해 발목펌프운동을 하도록 지도하는 곳이 많다.

암 수술을 하고 재활하는 과정에서 발목펌프운동으로 건강을 회복했다는 사례도 자주 본다. 암 수술을 하고 나서 기운이 없고 고통받고 있는 사람에게 활동적인 운동은 무리일 수 있다.

그러나 발목펌프운동은 오랜 세월 병원에 입원하고 있는 환자라도 일어나서 앉을 기운만 있으면 할 수 있는 운동이다. 혈액순환을 호전시켜 주면 암 환자가 흔히 겪는 불면증과 배변 해결에도 도움을 받을 수 있다. 실제로 암 수술 후 잠을 못 자고 배변이 안 되어 살 수 없을 정도로 괴로웠는데 발목펌프운동을 한 후에는 잠을 잘 자고 변을 잘 봐서 너무 고맙다는 인사를 받기도 했다.

발목펌프운동을 화초에 물을 주듯이 평생 해보자. 그러면 암을 이겨내고 건강이 회복될 뿐 아니라 암의 전이를 예방하는 효과도 기대할 수 있다고 본다.

유방암 수술 부작용을 극복했어요!

저는 한 달 전에 발목펌프운동을 소개받은 40대 여성입니다. 1년 전 유방암 진단을 받았으며 두 차례의 대수술을 받고 회복 중입니다. 수술을 하고 한 달 만에 또다시 큰 수술을 하게 되어 회복 속도가 다른 이에 비해 조금 더뎠습니다. 혈액순환도 안 되고 수술로 인해 생긴 부작용으로 많이 힘들었습니다.

어떻게 하면 몸이 좋아질까 걱정만 하다가 한 달 전 발목펌프운동으로 효과를 본 지인이 운동기구를 선뜻 빌려줘서 해보았습니다.

발목펌프운동을 하고 이틀밖에 안 지났는데 아침에 일어나는 게 가볍고 컨디션이 아주 좋아졌습니다. 나흘 정도 사용하니 변비가 없어졌습니다. 하루에 한 번씩 시원하게 변을 볼 수 있게 되어 얼굴도 좋아지고 있습니다. 무릎과 허리도 좋지 않은 상태인데 이 운동을 통하여 회복할 수 있다는 강한 확신이 듭니다.

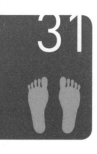

오십견(어깨통증·어깨결림)일 때 발목펌프운동 하루 10분

요즘은 운동이 부족한 사람이 많아서 50세가 되어야 온다는 오십견이 젊은 사람에게도 많이 생긴다.

오십견은 1~2년 이내에 저절로 자연 치유되는 경향이 있는데 어깨가 아프다고 전부 오십견이라고 보면 안 된다. 어깨가 아픈 원인은 어깨를 감싸고 있는 근육, 관절, 목의 건강, 신경 손상, 내부 장기와의 관련 등으로 다양하다. 통증이 심하거나 잘 낫지 않으면 전문병원의 검사와 상담을 통해 빨리 치료를 받아야 한다.

병원과 친한 사람이 오래 산다고 하는 말이 있는데 어깨결림과 통증이 계속되는 경우 병원의 도움도 받고 평소에 순환을 좋게 해주는 운동을 생활화한다면 좋은 효과를 볼 것이다.

매일 아침저녁으로 스트레칭을 해서 어깨 근육을 풀어주거나 걷기를 하면서 팔을 돌리는 등 순환을 좋게 해주는 것이 좋은 운동법이다. 이에 더해 발목펌프운동과 손목펌프운동을 병행한다면 오십견에 더 빠르고 좋은 효과를 볼 것이다.

20년 넘은 고질병 어깨 통증이 사라졌어요!

저는 1987년 고등학교 입학 시점부터 발목펌프운동을 알기 전인 2008년 가을까지 정도의 차이만 있을 뿐 늘 어깨통증에 시달렸습니다. 발목펌프운동을 하자 어깨통증이 조금 나아진 것 같았습니다. '이거구나!' 생각이 들어 아침저녁으로 발목펌프운동을 했습니다. 그러자 어깨가 아프지 않았습니다. 다시 태어난 것 같아 행복했습니다.

본인 외에는 아무도 알아주지 않는 어깨 통증으로 고생하는 많은 사람들이 발목펌프운동을 통해 저처럼 건강한 어깨로 사셨으면 좋겠습니다.

32 요실금일 때
발목펌프운동 하루 10분

요실금은 주로 여성에게 생기는 질환이며 뛸 때, 기침할 때, 재채기할 때, 줄넘기나 무거운 것을 들 때 본인도 모르게 소변이 나오는 복압성 요실금이 흔하다.

복압성 요실금은 출산, 노화, 비만, 천식, 골반 부위 수술 등으로 요도와 방광을 지지하는 골반 근육이 약해져서 복압이 증가할 때 방광과 요도를 충분히 지지해 주지 못하거나 소변이 새지 않게 막아주는 요도괄약근이 약해져 요도의 기능이 저하된 것이다.

복압성 요실금이 있어서 치료를 받고 수술을 해도 완치가 되지 않아 고생을 많이 하다가 발목펌프운동을 하고 나서 자연 치유가 되었다는 사례를 흔하게 접할 수 있다.

복압성 요실금이 있다면 전문의들은 주로 요도, 질, 항문 주위를 감싸고 지탱하는 골반 근육을 강력하게 수축, 이완하여 약화된 골반 근육을 강화시키는 운동을 권한다. 누워서 다리를 들어 올렸다 놓기를 반복하는 발목펌프운동은 골반 근육과 내장 근육을 움직여 주는 동시에 혈액순환을 호전시키는 원리다. 요실금 전문의가 권하는 방법 및 원리와 일치한다고 볼 수 있다.

뛰지 못하다가 뛸 수 있게 됐어요!

저는 54세 주부입니다. 이십 년 전 남편의 간병, 집안일, 맏며느리로서의 집안 대소사를 모두 도맡아 하다 보니 어느 날 요실금이 시작되었습니다. 운동으로 줄넘기와 등산을 했는데 도저히 할 수 없는 지경에 이르렀고 나중엔 걸어 다니는 게 불안해 패드를 착용하고 다녔습니다. 외출이나 여행 땐 가는 곳마다 화장실을 찾아야 마음이 놓이는 불안한 날이 계속됐습니다.

참다못해 종합병원에서 시술을 받았지만 전혀 효과가 없었습니다. 누군가 한약으로 효과를 봤다는 말을 듣고 한약도 3제를 지어 먹었지만 처음보다 조금 나아졌을 뿐이지 큰 효과는 없었습니다.

갈수록 집안일은 많아지고 피로와 과로가 겹치자 증상이 더 심해져 생각다 못해 병원을 다시 찾았습니다. 여성병원을 몇 군데 찾아 2차 시술을 문의했지만 장기가 유착되어 성공이 어렵다는 말만 들었습니다.

그러다 우연히 단식건강원에서 발목펌프운동을 접하게 되었습니다. 과로만 하면 늘 부종이 오는 체질이라 혈액순환에도 좋으니 발목펌프운동을 많이 하라는 원장님의 말씀에 반신반의하면서 시도했습니다. 처음엔 다리가 아팠지만 차츰 운동 숫자를 300회에서 600회로 늘렸습니다. 두들기니 우선은 아프면서도 시원해서 좋았습니다.

아침저녁으로 두들기기를 5개월쯤 하니 요실금이 눈에 띄게 좋아진 것이 느껴졌습니다. 건강원 뒷산에서 남들은 뛰면서 운동을 하는데 저는 뛰는 것은 생각도 못 했습니다. 어느 날 시간에 쫓겨 뛰어서 내려오게 되었는데 이상하게 소변이 새지 않았습니다. 신기하여 다음 날도 또 뛰어보았습니다. 뛰고 걷고를 반복해도 소변이 새지 않았습니다.

이러한 효과가 너무 신기해 친구들한테 발목펌프운동을 권하기 시작했습니다. 효과를 느낀 것은 저뿐만이 아니었습니다. 요실금, 하지정맥류 등으로 고생했던 친구들에게 고맙다는 인사도 많이 받았습니다.

오늘도 잠들기 전 600회, 눈뜨면 600회 열심히 발목펌프운동을 하고 있습니다.

33 일자목(거북목)일 때 발목펌프운동 하루 10분

목은 C자형이어야 하는데 일자목이나 거북목으로 진행되면 목 디스크가 발생할 수 있다. 이를 예방하려면 자세를 바로잡는 생활습관을 지녀야 한다. 일자목이 되면 목이 아프기도 하지만 편두통이나 어깨 통증 등이 심해 이에 관한 검사를 받다가 목 때문에 생긴 통증인 줄 알게 되는 경우가 많은 점도 참고하자.

경추(목뼈)는 머리뼈와 등뼈 사이에 있는 7개의 등골뼈로 된 척추의 맨 윗부분을 말한다. 경추 속에 있는 척수강(척수관)으로는 뇌에서 사지로 전달되는 운동신경, 사지와 몸통 각 기관에서 뇌로 전달되는 감각신경들이 지나간다. 경추 앞쪽으로는 심장박동, 호흡, 소화기능을 전달하는 자율신경, 양쪽에는 대뇌에 혈액을 공급하는 동맥이 지나가고 있어 전신의 건강을 좌우한다고 볼 수 있다.

요즘은 연령 구분 없이 스마트폰과 컴퓨터의 장시간 사용, 잘못된 자세 등 여러 가지 원인으로 일자목이나 거북목으로 경추가 변형되는 일이 흔하다. 그렇게 되면 앞서 말한 다양한 경추의 역할을 원활히 수행할 수가 없게 되면서 신체 여러 부위에 영향을 주어 고통을 받게 된다. 병원에서 일자목(거북목)이라고 진단 받았다면 병원의 처방을 따르면서 목(경추)에 베는 경침을 사용해 빠른 효과를 보면 좋겠다. 경침은 목에 베는 베개인데 반달 모양(반원형)의 딱딱한 재질이나 나무로 된 베개다. 우리 조상이 사용하던 베개인데 일자목을 C자형으로 바로잡아 주는 역할을 한다.

경침은 경추 제3, 제4(목덜미의 연한 부분) 아래에 놓으며, 경침의 높이(반경)는 사용자의 약지 크기로 목에 경침을 베었을 때 머리(뒤통수)가 지면에서 손바닥이 들어갈 정도로 떨어지며 얼굴이 수평이 되는 높이면 된다.

경침의 높이가 너무 낮거나 직경이 작은 원통 등을 사용하면 오히려 해롭다. 처음 사용할 때 아프면 수건을 대고 사용하다 익숙해지면 뺀다. 경침을 사용하면 처음에 어지러움, 구토, 멀미 등이 생길 수 있는데 이는 목이 바로잡아지는 과정에서 생기는 명현현상이며 점차 적응된다.

목에 경침을 베고 혈액순환을 호전시켜 주는 발목펌프운동을 하면 혈액순환이 더욱 좋아져서 목과 어깨 등 상체 근육의 긴장을 풀어주어 빠른 효과를 본다. 경침 사용 시간을 점진적으로 늘려서 잠을 잘 때도 사용하면 더 빠른 효과를 볼 수 있다.

허리에는 허리받침을, 목에는 경침을 베고, 발목펌프운동을 하면서 다음의 목운동을 병행하면 목을 교정하는 데 도움이 된다.

- 경침을 베고 발목펌프운동을 25회 하는 동안 아래 항목을 한 가지씩 한다.
  ① 목을 움직여 머리를 좌우로 돌리는 도리도리를 턱을 올리고 내리면서 각도를 바꿔가며 하기
  ② 얼굴을 좌측으로 하고 목을 상하로 움직이기

③ 얼굴을 우측으로 하고 목을 상하로 움직이기

④ 머리를 대각선으로 움직이기

⑤ 머리를 좌우로 8자로 돌리기를 좌우 번갈아 돌리기

한 번 움직이는 속도를 발목펌프운동 1회 하는 동작과 같이 맞추어 하면 좋다. 이런 동작을 하면서 발목펌프운동을 하면 뇌의 혈액순환을 더욱 크게 호전시켜 주어 뇌 건강이 좋아지고 어깨결림이나 통증 등 상체의 건강에도 아주 좋은 효과를 볼 것이다.

지긋지긋한 편두통과 피로에서 벗어났어요!

저는 공부와 일을 병행하느라 늘 피로로 짜증이 나고 퇴근하면 아무 일도 하지 못할 정도였습니다. 스트레스로 인한 편두통이 있어 두통약을 가지고 다닐 정도로 몸 상태가 안 좋았습니다. 무좀과 알레르기도 있었습니다.

어떤 지인으로부터 발목펌프운동 이야기를 듣긴 했지만 실천하기까지 5개월이 걸렸습니다. 일주일만 해보자고 시작한 운동이 1년 6개월이나 되었습니다. 몸에 반응이 있음을 느낀 건 일주일째 되던 날부터였던 것 같습니다. 그 후 하루도 빠지지 않고 1년 6개월을 아침, 저녁으로 경침을 베고 도리도리 100회, 발목펌프운동 600회, 발 부딪치기 100~200회를 했습니다.

그러자 몸이 정말 가벼워졌습니다. 일단 편두통과 피로가 좋아졌습니다. 스프레이형 알레르기 연고를 같이 사용하긴 했지만 알레르기도 거의 낫고 물집 무좀도 거의 나았습니다. 또 갑상선 약을 먹지도 않고 있는데 거짓말처럼 몸이 날아갈 듯 가볍습니다. 발목펌프운동, 정말 모두에게 추천하고 싶습니다.

34 자율신경실조증일 때
발목펌프운동 하루 10분

자율신경실조증은 자율신경 기능의 부조화로 일어나는 이상 증세이다. 두통, 무기력증, 호흡곤란, 현기증, 발한, 맥박, 수족 떨림, 설사, 멀미 등 내장기관과 관련이 있을 것으로 예상되는 다양한 증상과 고통이 계속되지만 정밀검사를 하면 아무 이상이 없고 원인이 없다고 한다.

스트레스가 많고 바쁜 일상을 살아가는 현대인은 질병 이름도 없는 신체적 이상이 발생해 고통을 받는데도 원인을 발견 못 하는 경우가 있다. 병원에서는 이상이 없다고 하지만 본인은 고통스럽다. 게다가 이런 형체가 없는 아픔은 아무도 알아주지 않아 더 외롭다. 이런 경우 자율신경실조증이 원인일 수 있다.

발목펌프운동 창시자는 병원에서 정밀검사를 해도 이상이 없지만 환자는 '막연히 계속 아프다'고 하면 발목펌프운동을 해서 순환을 좋게 해주면 자연 치유된다고 했다. 좋아하는 음악, 운동, 명상 등으로 스트레스를 줄이는 것이 최선의 방법이고 항상 여유 있게 순환을 좋게 하는 운동과 규칙적인 생활습관을 실천하는 것도 도움이 된다.

수험 스트레스로 망가진 몸이 다시 건강해졌어요!

공무원 시험을 준비하면서 새벽에 나가 밤에 들어오기를 반복했습니다. 그런데 언젠가부터 몸을 가눌 수 없을 정도로 졸리기 시작했고 오후 2시부터 4시까지는 죽을 맛이었습니다. 체력이 떨어지기 시작하니 공부 효율까지 떨어지기 시작했습니다. 얼굴색은 어두워지고 자율신경실조증까지 나타나 한여름에도 몸을 떨기 시작했습니다. 겨울에는 내복과 패딩까지 껴입고도 사시나무 떨듯 떨고 다녔습니다. 잘 때는 발이 시려워 못 잘 정도였습니다. 병원에 가서 여러 가지 검사를 해보았지만 스트레스라는 진단뿐 어떠한 원인도 나오지 않았습니다.

저는 살아야겠다는 생각으로 인터넷에서 다양한 정보를 찾기 시작했습니다. 좋다는 음식도 찾아보고 각종 약초, 대체의학, 이침, 수지침 등을 알아보고 시도해보았습니다. 그런데 꾸준히 하기가 힘들었습니다. 그러던 중 발목펌프운동을 알게 됐습니다. 눕거나 앉아서 발목만 리드미컬하게 두드려 준다면 전신의 혈액순환을 촉진시켜 여러 질병에 효과가 있다는 것이었습니다.

처음엔 반신반의하였습니다. 죽도록 운동해도 안 되고 병원에서 힘들게 치료해도 안 되는 병들이 나을 수 있다는 게 믿어지지 않았습니다. 그런데 수많은 경험담이 '혹시' 하는 기대감을 갖게 했습니다. 더군다나 대나무, 콜라병, 목침 등 다양한 방법으로 할 수 있다고 해서 마음이 조금 열렸습니다.

일단 아버지가 쓰시던 나무로 된 둥근 목침이 있어서 그것으로 시도를 해보아야겠다고 생각했습니다. 그때가 여름이었는데 아무 생각 없이 100회씩 양쪽을 번갈아 가며 발목펌프운동을 1000회 했습니다. 그런데 그 순간 제 눈을 의심했습니다. 한여름에도 땀이 나지 않던 저였는데 배와 등에 땀이 송골송골 맺혀 있었습니다. 다음 날에는 이상하리만치 뭉쳐 있던 목이 가볍고 부드럽게 돌아가기 시작했습니다.

2달쯤 지나자 고질병인 아토피 진물이 줄어들고 조금씩 긁는 횟수도 줄기 시작했습니다. 또한 밤에 잘 때가 되면 종아리가 저리고 아팠는데 그런 증상이 없어져 살 것 같았고 아침부터 밤까지 졸리기만 하고 무기력했는데 활력도 생겼습니다. 매일 가스가 차서 괴로웠던 변비도 나았습니다. 또 발목펌프운동을 하면서 다리를 팍팍 내려놓으니 나름 수험생의 스트레스도 풀리는 기분이었습니다. 다른 분들도 꼭 발목펌프운동을 통해 건강을 회복했으면 좋겠습니다.

35 전립선비대증일 때
발목펌프운동 하루 10분

요도는 전립선의 가운데를 지난다. 만약 전립선이 커지면 요도가 좁아져서 소변이 나오기 힘들게 되는데 중년과 노년 남성에게 흔히 나타나는 질환이 전립선비대증이다. 전립선비대증은 노화의 일종이라고 볼 수 있다.

비만이나 고지방, 콜레스테롤이 많은 음식 섭취 등이 전립선비대증의 위험요인으로 알려져 있으므로 과일, 채소, 토마토, 마늘 등의 섭취를 늘리고, 육류와 지방을 제한하는 식이요법과 순환을 좋게 하는 운동으로 적정 체중을 유지하는 것이 도움이 된다.

소변을 너무 오래 참는 것은 좋지 않고 과음을 피한다. 커피, 녹차, 콜라와 같이 카페인이 들어 있는 음료는 이뇨작용이 있기 때문에 소변을 많이 만들어 방광을 자극해 증상이 심해지게 하므로 자제한다.

전립선비대증 증상은 소변 줄기가 가늘어지고, 힘이 없어지고, 중간에 소변 줄기가 끊긴다. 또 소변을 본 후 시원하지 않은 느낌이 들고, 소변이 나오기까지 시간이 걸린다. 힘을 주어야 소변이 나오고, 자주 마렵거나 갑자기 소변이 마렵고, 소변을 참기 힘들고, 밤에 잠을 자다가 일어나서 소변을 보아야 하는 등 다양한 증상이 나타난다.

이상을 느끼거나 불편을 감지하면 전립선비대증인지 일시적인 염증인지 아니면 전립선암인지 미루지 말고 전문의 검사를 받아 정확하고 안전하게 전립선 관리를 하는 것이 좋다.

발목펌프운동을 하면 콜레스테롤 수치가 호전되고 지방을 연소해 체중을 감소하는 효과가 탁월하다. 그런 효과가 전립선비대증에도 자연히 연결돼 증상 개선에 도움이 된다.

약 없이 전립선비대증이 나았어요!

공무원인 제가 2008년 과천 청사에서 근무할 때 일입니다. 갑자기 화장실에 가서 소변을 보면 소변 줄기가 힘차게 나오지 않고 질질 흘리기도 하고, 방금 소변을 보았는데 또 보고 싶은 증상이 나타났습니다. 특히 새벽에 꼭 깨서 소변을 보아야 하는 현상이 계속되었습니다.

일시적 현상이 아닐까 생각했는데 시간이 지나도 여전했습니다. 청사 내 의료실을 찾아가 진료를 받았는데 전립선비대증이니 대학병원에 가보라고 했습니다.

병원에 가지 않고 치료하는 방법이 없을까 하고 인터넷을 검색하다가 발목펌프운동이 효과가 있다는 내용을 보게 되었습니다.

자세히 알아보니 '아 이거구나'하는 생각이 들어 곧바로 카운트되는 아파트용 발목펌프 운동기구를 구매했습니다. 며칠 후 발목펌프 운동기구가 배달되었는데 퇴근 후 식사를 하고 한쪽 발을 150회 정도 하였습니다. 처음 했는데 평소 다리를 펼 때 아프던 오른쪽 무릎 바깥쪽 통증이 없어졌습니다. 그 후 전립선비대증도 분명히 효과가 있을지도 모른다는 기대를 갖고 꾸준히 아침저녁으로 각각 600회를 15일 정도 하였습니다. 예상은 빗나가지 않았습니다. 소변 줄기가 힘차게 나오기 시작했습니다.

그 후로도 꾸준히 발목펌프운동을 계속한 결과 많은 것이 변했습니다. 전립선비대증으로 더 이상 고통스럽지 않게 됐고, 뱃살도 쏙 빠졌습니다. 요즘은 아픈 곳이 없어서 좀 게을러졌지만 발목펌프운동의 신기한 효과는 제 평생 살아오면서 아주 큰 감동이었고 대만족이었습니다.

36 족저근막염일 때 발목펌프운동 하루 10분

족저근막염은 발바닥에 뼛조각이라고 하는 것이 생겨서 통증을 일으키는 것이다. 이런 뼛조각 같은 것은 못살게 굴면 없어질 수 있다. 마치 맨발로 거친 농사일을 해도 발이 멀쩡한 것처럼 말이다.

족저근막염을 치료하는 병원에서 골프공을 발바닥으로 굴리라는 처방을 받았다는 사람도 있었다. 홍두깨를 굴리는 것과 같은 원리로 보이는데 골프공보다는 홍두깨로 하는 것이 더 집중적으로 공략할 것으로 보인다. 실제로 발바닥에 가시 같은 것이 찔리는 것 같아 걸을 수가 없고 고통이 심했는데 홍두깨로 발바닥을 계속 굴렸더니 처음에는 쌀알처럼 큰 것이 걸리다가 계속하니 차츰 작아져서 없어지고 통증이 없어졌다는 사람도 있었다.

발바닥에 통증이 생기면 일반적으로 족저근막염이라고 하는데 아픈 부위별로 증상을 구분해서 병원의 도움과 자연건강운동법을 병행해서 좋은 효과를 보는 것이 현명하다. 일례로 발가락 둘째, 셋째, 넷째 사이의 통증은 지간신경종이라고 하는데 발볼이 좁은 신발을 신는 경우에 생긴다. 또 발바닥 안쪽 아치 부위의 통증은 부주상골증후군이라고 하며, 발목까지 올라오는 신발을 신거나 발목을 접질렸을 때 생긴다. 발을 내디딜 때 발뒤꿈치 쪽부터 통증이 시작되는 것이 족저근막염인데 운동을 심하게 하거나 오래 걷거나 나이가 들면 발의 지방층이 얇아져 족저근막에 가해지는 압력이 커져 염증이 쉽게 발생한다.

발목펌프운동(발바닥이 바닥에 닿지 않는 안정적 방법)과 홍두깨로 발바닥 굴리기(이열치열 : 以熱治熱 방법)는 의사 선생님도 처방하는 방법이니 적극 실행해 보기를 권한다.

걷는 것이 행복해요!

약 1년 전에 갑자기 오른발 뒤꿈치가 아파서 걷기가 힘들어 정형외과를 찾았는데 진단 결과 족저근막염이라고 했습니다. 주사도 맞고 약도 짓고 물리치료를 하라고 해서 한 달 동안 했습니다. 약을 먹으면 걸을 만했지만 약이 떨어지면 또다시 아파서 여러 정형외과를 전전했고, 한의사에게 침도 맞아 보았지만 치료가 되지 않아 고생을 많이 했습니다.

주변 사람들에게 발바닥 아픈 이야기를 많이 하자 전문병원을 추천해 줘서 가보기도 했습니다. 그러나 치료법은 대동소이했습니다. 진통제와 함께 맥주병 같은 것에 발을 올려놓고 굴려 보라는 조언을 해주었습니다.

그때부터 저는 의자에 앉아 방바닥에 홍두깨를 놓고 발바닥 굴리기를 시작했습니다. 약 한 달가량 발바닥 굴리기를 했더니 몰라보게 좋아져서 약을 안 먹고도 거리를 활보하게 되었습니다.

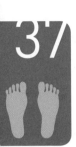

37 좌골신경통일 때
발목펌프운동 하루 10분

좌골신경통이란 좌골신경(궁둥뼈신경)에 염증이나 손상 등 이상이 생겨서 좌골신경과 관련된 부위(대퇴부, 종아리, 발, 등)를 따라 나타나는 저림, 시림, 통증 등이 나타나는 질환이다.

좌골신경통일 때는 주로 골반, 엉덩이, 허벅지, 종아리 같은 부위가 아프고, 시리고, 저리는 등의 증상이 나타난다. 좌골신경통은 앉아서 업무를 하는 사무직업군, 운전사, 수험생에게 주로 나타나는데 불안정한 자세, 냉증이 있는 사람, 차가운 음식의 다량 섭취 등여러 가지 요인이 복합적으로 작용한다.

바른 자세로 생활하고 운동으로 심부온도를 높여주는 습관이 좌골신경통을 예방하고 치료하는 데 큰 도움이 된다. 좌골신경통의 통증을 해결하지 못해 운동을 오래 안 하게 되면 혈액순환이 원활하지 못해 다리 근육이 위축될 수 있다. 이런 상황에서는 하지 근육 재생을 위한 치료도 해야 한다. 이때는 발목펌프운동을 시작으로 서서히 걷기, 등산 등으로 다리 근력을 키우는 것이 바람직하다.

운동으로 다리 통증이 사라졌어요!

저는 왼쪽 무릎부터 발목까지 정강이 바깥쪽이 저리고, 시리고, 쑤시는 통증이 춥거나 비가 오면 심해지는 고통에 시달렸습니다. 오랜 기간 정형외과와 한의원에 다녔지만 치료는 안 되고 고생을 많이 했습니다.

큰 병원에서 치료하면 좀 더 나을까 싶어 종합병원 정형외과를 찾아 상담도 하고 허리와 무릎 X-레이 검사도 했습니다. 검사 후 나이가 많고 경험이 많아 보이는 의사 선생님이 약 처방도 없이 "섭생을 잘하고 운동을 좀 하세요."라는 말을 했습니다.

그 말을 들은 후 제가 하기 시작한 운동이 바로 발목펌프운동이었습니다. 누워서 할 수 있는 쉬운 운동이어서 끌렸습니다. 그리고 그 선택은 큰 도움이 됐습니다.

발목펌프운동을 날마다 하고 걷기도 종종 하면서 관리한 결과 다리 통증이 사라졌습니다. 아픈 게 좋아지자 그동안 참 어처구니가 없는 걸로 그렇게 고생을 했다는 생각이 들었습니다.

저와 비슷한 증세에 시달리고 있는 사람은 병원 치료를 하더라도 영양을 고루 섭취하고 있는지 점검하고 발목펌프운동으로 혈액순환을 좋게 하는 생활을 하길 바랍니다.

38 뇌졸중(뇌출혈·뇌경색) 재활운동으로 발목펌프운동 하루 10분

아침 일찍 공원이나 아파트 근처로 산책하러 나가면 몸이 아주 불편한데도 땀을 흘리면서 걷고 있는 사람을 자주 본다. 뇌졸중 후에 재활운동을 하는 사람이 대부분일 것이다.

뇌졸중(중풍)이라고 하면 뇌혈관이 터져서 발생하는 뇌출혈과 뇌혈관이 막혀서 발생하는 뇌경색을 말한다. 뇌출혈은 혈압질환(血壓疾患)이 주요 원인이고, 뇌경색은 혈액의 혼탁도가 주요 원인이다. 뇌졸중이 온 후에는 치료를 해도 안면마비, 언어장애, 정신혼란, 반신불수와 같은 후유증을 남길 수 있어 예방과 조기 치료가 무엇보다 중요하다.

고혈압, 당뇨병, 고지혈증, 심장 부정맥이 있는 사람은 없는 사람에 비해 뇌졸중이 발생할 확률이 월등히 높다. 항상 강조되지만 순환기 건강을 유지하는 방법은 적절한 운동과 식이요법이 기본이다.

고혈압과 같이 뇌졸중 유발 요인을 가지고 있다면 치료를 위해 약물을 복용하여 위험 요소를 조절하는 노력이 필요하다. 또한 뇌졸중은 재발할 위험이 높으므로 결코 관리를 게을리해서는 안 된다.

뇌졸중 후유증을 개선하는 데 도움이 되는 재활운동으로 발목펌프운동은 적극 추천된다. 발목펌프운동을 하면 뇌졸중 재활 기간을 단축하는 효과가 있다. 특히 추운 계절에 할 수 있는 재활운동으로 안성맞춤이다.

보통 재활운동으로 걷기를 선택하는 것은 혈액순환이 잘 되게 하기 위함이다. 그런데 추운 곳에서 걷게 되면 혈관이 수축할 수 있고, 추위를 피해 러닝머신 위에서 걸으면 몸이 예전 같지 않아 자칫 부상을 당할 수 있다.

발목펌프운동은 이런 단점이 전혀 없다. 따뜻한 거실에서 편하게 할 수 있는 혈액순환 운동이다. 뇌졸중 재활운동으로 발목펌프운동이 적극적으로 추천되는 것도 이 때문이다.

알아두자! 뇌졸중 예방하는 생활습관
- 가족력이나 뇌졸중 병력이 있으면 정기적인 검사를 생활화한다.
- 적절한 운동을 생활화한다.
- 식사량을 일정하게 하고 동물성 지방보다 채식이나 식물성 지방 섭취를 한다.
- 염분이나 당분 섭취를 줄이고 기호식품을 삼간다.
- 정신적, 육체적 과로를 피하고 스트레스는 그때그때 풀고 산다.
- 금연과 절주를 하는 생활을 한다.

알아두자! 혹시 나도 뇌졸중? 의심 증상들
① 갑자기 한쪽 팔이나 다리에 힘이 없어지고, 저리거나 감각이 없어 숟가락을 들지 못할 정도가 된다.
② 갑자기 말을 제대로 못 하거나, 무슨 말인지 못 알아듣게 된다.
③ 갑자기 침이 한쪽으로 흐르며, 혀끝·입술 감각이 없어진다.

④ 이유 없이 한쪽 눈꺼풀이 처지고(눈이 비뚤어지고), 눈동자가 감기거나 한쪽이 흐리게 보이거나 안 보인다.

⑤ 갑자기 넘어지거나 입과 손발이 마비되고, 인사불성이 되기도 하며, 말을 더듬기도 하고 가래가 몹시 끓기도 한다.

*자료출처 : 대한뇌졸중학회

뇌졸중 후유증을 극복했어요!

저는 작은 회사를 경영하고 있는 기업인입니다. 평소 혈압이 높은 것을 알면서도 혈압 약을 먹지 않았습니다. 혈압 약은 한 번 먹으면 평생 먹어야 한다는 말 때문이었습니다.

그러던 중, 2010년 1월 5일 저녁에 세수를 하다가 갑자기 왼쪽 손에 감각이 없어지면서 정신이 몽롱해지는 것을 느껴서 아내에게 119를 부르라는 말만 하고 그대로 쓰러졌습니다. 나중에 알고 보니 뇌출혈 발생 후 20분 만에 병원에 도착하여 응급조치를 받았다고 했습니다.

그런데 왼쪽으로 편마비가 와서 병원에서 20일 정도 치료를 받으면서 재활운동도 했습니다. 하지만 뇌출혈 후유증으로 모든 생활이 불편해졌고, 건강관리를 제대로 하지 못한 것이 그렇게 후회스러울 수가 없었습니다.

괴로운 투병생활을 하고 있는 것을 알게 된 지인이 어느 날 발목펌프 운동기구를 선물로 주었습니다. 혈액순환에 아주 좋은 운동이니 해보라는 것이었습니다. 큰 기대 없이 했던 발목펌프운동은 뇌출혈 후유증 극복에 비밀병기가 됐습니다. 지금은 뇌출혈이 발병하기 전 건강상태로 원상 회복되었음은 물론 이제 저를 뇌출혈을 겪은 환자로 보는 사람은 아무도 없습니다.

39 걸핏하면 다리 쥐가 날 때
발목펌프운동 하루 10분

쥐가 나는 증세와 저리는 증세를 구분 못 하는 사람이 많다. 쥐는 쉽게 말해 축구선수가 잘 뛰다가 갑자기 다리를 감싸고 나뒹구는 경우다. 쥐는 근육이 뭉치는 근육경련을 말하며 그것을 풀지 않고서는 다음 동작을 할 수 없다.

저리는 것은 신체 부위에 비정상적으로 피가 안 통하는 것 같은 느낌이 들지만 다음 동작을 하고 생활을 하는 데 큰 불편함이 없다. 만약 저려서 생활이 불편하다면 이때는 치료가 필요하다.

우리 일상생활 속에서 쥐가 자주 나는 상황은 혈액순환이 잘 안 되거나, 철분이 부족하거나, 근육을 일시적으로 많이 사용한 경우 등이다.

특히 본인의 체력과 근력에 비해 과중한 노동이나 운동을 했을 경우 쥐가 발생하는데 그런 활동이 없는데도 쥐가 난다면 주로 혈액순환이 부진해서 오는 것이다.

과중한 업무(노동) 등 생활습관을 되돌아보고 혈액순환을 호전시켜 주는 생활이 필요하다. 제2의 심장인 종아리 근육을 수축·이완하는 펌프운동이 부족하면 혈액순환이 부진해 쥐가 나거나 붓고 시리고 저리는 증세가 발생하는데 혈액순환을 호전시키면 이런 증세는 자연 치유된다.

쥐가 나면 마사지를 해주거나 주물러 주면 되지만 반복되는 것이 문제다. 쥐가 자주 나면 혈액순환을 호전시켜 주는 하지근육 펌프운동이 효과적이다. 발목펌프운동을 하면 쥐가 재발하지 않고 전신 건강에도 도움이 되어 일거양득의 효과가 있다. 또한 쥐가 자주 나면 마그네슘과 철분 섭취도 검토해보고 잠자기 전에 따뜻한 물 한 잔을 마시는 것도 좋다.

발목펌프운동 후 푹 잘 수 있게 됐어요!

84세 때 서점에서 책을 통해 발목펌프운동에 대해 알게 됐는데 혈액순환을 좋게 하는 이론(아미사쿠 씨의 나뭇잎이 바람에 흔들려서 높은 나무가 물을 빨아올리는 원리와 발목펌프운동을 하면 혈액순환 작용이 있다는 이론)에 공감해서 시작하게 됐습니다.

그 당시 저는 30년 이상 당뇨병과 협심증으로 투병 생활을 하던 중이었으며, 2년마다 종합검진을 하고 6개월마다 약 처방을 받아 무난한 생활을 하고 있었습니다. 그런데 밤에 잘 때 종아리 부위에 쥐가 자주 나고 발등과 발목 부위가 퉁퉁 부어올라 걷는 것도 어려울 정도였습니다. 근육이 둥글게 오므라들어 빳빳하게 굳어지면 진땀을 빼며 두 손으로 주물러야 겨우 풀리는 경련이 말할 수 없이 고통스러웠습니다.

이런 일을 한 달에 7~8번씩 겪으니 밤에 잠을 자는 것이 두렵기도 했습니다. 또 발등과 발목 부위의 부기는 점점 심해져 구두도 더 큰 것으로 바꾸어 신어야 했고 보행은 어려워졌습니다. 평지를 걷다 걸핏하면 넘어져 상처가 생기기도 했습니다.

더는 두고 볼 수 없어 해결책을 찾던 중 우연히 발목펌프운동에 대해 알게 되었습니다. 먼저 홍두깨(나무 원기둥)에 신문지를 감싸 말아서 발목펌프 운동기구를 만들었습니다. 그렇게 만든 운동기구로 오전에 1번, 오후에 2번, 1번에 300~500회씩 하루에 1200~1500회 정도를 하루도 빠짐없이 운동하였더니 놀라운 일이 일어났습니다. 두렵고 고통스러운 다리 쥐 경련 증세가 사라져 한 번도 나타나지 않았습니다. 발등과 발목 부위의 부기도 차츰 빠지더니 지금은 완전히 빠져 정상적인 발등과 발목이 되었습니다. 발목펌프운동이 얼마나 고마운 줄 모르겠습니다.

40 천식이 심할 때도…
발목펌프운동 하루 10분

천식 발작을 하는 순간에 손목펌프운동을 실시하면 천식 발작을 그치게 할 수 있다. 천식은 유전적 요인과 환경적 요인이 합쳐져서 생기는 대표적인 알레르기 질환인데 발목펌프운동을 꾸준히 하면 천식에 기본적으로 좋은 효과가 있고 천식이 심하여 호흡곤란이 일어나는 발작의 경우 손목펌프운동을 하면 발작이 멈춘다.

천식일 때는 심호흡을 해도 좋아지지 않으며 산소 흡입을 해도 공기를 마음껏 들이마신 느낌이 들지 않는다. 이런 경우에 발목과 손목 상하운동을 해서 혈중 산소 농도를 높여주면 수분 내에 진정이 된다. 천식은 만성적인 질환이므로 꾸준한 치료와 자기 관리가 필요하다. 발목펌프운동을 꾸준히 일상생활화해서 건강관리를 한다면 천식도 얼마든지 자연 치유될 수 있다고 생각한다.

차가운 몸이 따뜻해졌어요!

저는 말년 휴가를 나온 군인인데 저희 할머니 이야기를 들려 드리려고 합니다. 할머니는 예전부터 천식을 앓고 계셨습니다. 그래서 숨을 가쁘게 쉬시고, 걷는 일도 어렵고, 혈액순환이 안 돼서 늘 손발이 차가웠습니다.

그런데 발목펌프운동을 하고 놀라울 정도로 효과를 보셨습니다. 코에서 고름과 피가 나왔는데 발목펌프운동을 하고 난 후에는 한 번도 나오지 않았습니다. 소화도 잘 되고 차가운 발이 한결 따뜻해졌습니다.

현재 할머니께서는 걸음도 예전보다 잘 걸으십니다. 또 안마해드리면 몸이 항상 뻣뻣하고 차가우셨는데 지금은 예전보다 몸이 부드럽고 온기도 있습니다. 발목펌프운동의 효과를 실감하고 있습니다.

41 치매 증상에도
발목펌프운동 하루 10분

치매의 가장 큰 원인은 노화다. 나이가 들수록 활동이 부족해져서 혈액순환장애가 생기고 혈액순환장애가 심할수록 뇌세포에 산소와 영양 공급이 부진해져서 뇌세포가 조금씩 사멸해 가는 것이 치매다. 따라서 치매를 예방하기 위해서는 매일 꾸준히 운동해서 뇌세포에 영양과 산소를 충분히 공급하고 뇌 활동도 활발히 하는 것이 추천된다.

우리 몸에서 산소 소비가 가장 많은 뇌혈류에 산소 공급을 원활히 하기 위해서는 무엇보다 혈액순환이 잘 되어야 한다. 발목펌프운동은 누워서 운동을 하므로 머리와 발과 심장이 수평이 되어 중력의 영향을 평면으로 받기 때문에 혈액순환이 대폭 좋아지면서 뇌세포에 산소를 최대로 공급할 수 있다.

한 TV 방송에서 노인성 치매의 발병 주범으로 운동 부족으로 인해 혈액순환이 부진해서 온다고 밝힌 적이 있다. 퇴직을 하거나 평생 하던 일상을 접고 집에서 안주하고 쉬게 되면서 치매가 발생하는 것도 이 때문이다. 운동이나 활동이 현격히 줄어들면서 순환이 부진하게 되고 치매로 가는 신체 변화가 급격히 진행될 수 있는 것이다.

전문가들은 치매를 예방하는 방법으로 독서, 글쓰기, 컴퓨터, 취미생활, 스트레스 없는 생활, 규칙적인 운동 등을 꼽는다. 운동은 발목펌프운동을 추천한다. 식이요법과 함께 꾸준히 발목펌프운동을 해서 혈액순환이 좋아지면 혈관성 치매도 예방될 것이다.

치매의 종류는 다양해서 일단 치매가 진행되는 신체 변화를 감지하면 병원을 찾아 조금이라도 미리 예방하거나 증상을 지연시켜서 건강을 유지하는 지혜가 필요하다.

어머니의 치매 증상이 좋아졌어요!

저희 어머니는 치매에 걸려 몇 년 동안 불편하게 살고 계셨습니다. 자식으로서 항상 마음이 무거웠는데 발목펌프운동을 하시면서 치매 증상이 호전됐습니다.

치매 환자는 2년에 한 번씩 병원 검사를 받아야 요양보험 혜택을 받을 수 있습니다. 88세인 어머니는 4년 전 처음 치매 검사를 받을 당시 검사 수치가 22점이었고 2년 후에는 19점으로 악화되고 있었습니다.

그래서 제가 발목펌프운동을 알려 드렸고 어머니는 1년 반 정도 발목펌프운동을 하셨습니다. 그 결과 2년마다 받는 검사에서 25점이 나와 4년 전보다도 좋아진 것으로 나타났습니다.

19점일 때 어머니의 얼굴은 늘 희로애락이 나타나지 않는 감정이 없는 상태였는데 현재는 기억이 살아나고 감정이 나타나는 표정을 지으셔서 무척 좋습니다. 또한 치매 증상 외에도 무릎이 건강해지는 등 육체적 건강까지 좋아져서 이래저래 기뻐하고 있습니다.

42 치질일 때
발목펌프운동 하루 10분

치질(치핵)은 혈액순환이 좋지 않아서 생기는 것으로 알려져 있다. 발목펌프운동 창시자도 치질은 혈류의 정체가 주된 원인이라고 했다. 항문 주위의 정맥혈이 항문 부속에 뭉쳐서 치핵이 생기는 것인데 항문의 정맥 혈관을 수축시키지 않으면 치질은 낫지 않는다고 보았다.

치질이 생기는 위치가 정맥총인 것으로 보아 혈액을 심장으로 되돌리는 정맥에 문제가 있어 발생하는 것이며, 혈액순환의 문제와 직결된다고 생각한다. 내치질이나 외치질 모두 혈전(피떡)이 형성되어서 생기는 것이라고 하는 것을 보아도 혈액순환의 문제인 것을 알 수 있다.

혈액순환이 부진해서 오는 질병은 혈액순환을 잘 되게 해주면 인체는 자연 치유력으로 해결한다. 치질을 예방하려면 규칙적인 운동을 해서 혈액순환을 좋게 하고 변비가 생기지 않도록 섬유질이 많은 음식으로 규칙적인 식사를 해야 한다. 화장실에서 신문이나 책을 읽으면서 장시간 배변을 하는 생활습관을 가져서는 안 된다.

변비가 있으면 치질이 생기기도 하는데 변비를 치료하면 치질도 자연스럽게 없어지는 경우가 많다. 또 치질(치핵)이 생기면 통증이

나 출혈 때문에 배변을 못 하게 되어 변비가 생기면서 악화되는 일도 흔하다. 이렇게 변비와 치질은 형제 같은 질병이나 다름없다. 발목펌프운동은 변비를 해결하는 데도 좋은 운동법이라서 발목펌프운동을 하면 변비와 치질을 동시에 없앨 수 있다.

치질이 생기면 창피하다고 병원에 잘 가지 않고 연고, 좌욕, 비데 사용 등으로 해결하려는 경향이 있는데 순환을 좋게 하는 발목펌프운동을 한다면 근본적으로 더 좋은 효과를 볼 수 있을 것이다.

변을 보다가 피가 나오면 놀라고 큰 병이 아닐까 걱정한다. 하지만 항문이 찢어지는 치열일 수도 있고 다른 원인이 있을 수도 있어 이럴 때는 전문의와 상담하는 것이 좋다.

시골 할머니의 치질을 낫게 한 발목펌프운동

시골 할머니가 전화를 하셨는데 이웃 할머니가 발목펌프 운동기구를 사 달라고 해서 기구를 주문한다면서 본인의 치질 이야기를 했습니다.

할머니에 따르면 첫아이를 낳으면서 치질이 생겼는데 근 40여 년간 치질로 고생을 하다가 아들이 사다준 발목펌프 운동기구로 발목펌프운동을 한 지 세 달 만에 항문이 제 모양이 됐다는 것이었습니다.

그동안 변을 볼 때마다 항문이 밖으로 밀려 나와 이만저만 불편한 게 아니었지만 창피해서 병원에도 가지 못했다고 했습니다.

그런데 이제 항문이 오므려지니 너무 좋다고 하셨습니다. 자신의 치질이 없어진 걸 보고 옆집 할머니도 발목펌프운동을 하겠다고 했다면서 발목펌프운동에 대한 극찬을 아끼지 않으셨습니다.

43 통풍일 때
발목펌프운동 하루 10분

바람만 스쳐도 아프다는 통풍(痛風)은 통증이 너무 심해서 질병의 왕으로 불린다. 통풍의 발생 원인은 핏속에 요산이 증가하는 고요산혈증 때문이다. 핏속의 요산 농도가 7.0mg/dl 이상 되면 통풍의 발생 위험도는 높아지는 것으로 알려져 있다.

이러한 통풍은 술과 음식 등과 밀접한 관련이 있는 것으로 드러나 있다. 맥주의 주성분인 호프에는 통풍을 일으키는 요산의 전구물질인 퓨린이 많이 함유되어 있어서 통풍의 위험도를 크게 높이는 것으로 알려져 있기 때문이다.

음식 중에서도 퓨린이 많이 들어 있는 닭고기·쇠고기·돼지고기 등의 육류와 청어·고등어·정어리·꽁치 등의 등 푸른 생선, 새우, 바닷가재 등은 조심해야 할 식품으로 분류된다.

평소 물을 많이 마셔서 핏속의 요산 수치를 떨어뜨리는 것이 좋고, 술은 가능한 한 마시지 않는 것이 좋다.

통풍을 예방하기 위해서는 평소 쌀·보리·밀·메밀과 같은 곡류와 감자·고구마 등의 채소류, 김이나 미역 같은 해조류, 과일과 콩, 두부 등을 즐겨 먹는 것이 도움이 되는 것으로 추천되고 있다.

특히 뚱뚱하면 몸에 퓨린의 양이 증가하면서 통풍의 위험도 함께 높아지므로 평소 적정체중을 유지하는 것도 중요한 예방 지침으로 알려져 있다.

통풍 예방과 치료에 발목펌프운동 하루 10분이 추천되는 것도 이 때문이다. 땀 흘리지 않고 에너지 소모가 없는 발목펌프운동이어서 좋은 효과를 나타낸다. 실제로 통풍으로 출근도 못 할 정도로 통증이 심해서 고생을 많이 했지만 발목펌프운동을 하고 나서는 술도 마시고 먹고 싶은 음식을 먹으면서도 통풍이 다시 오지 않아 좋다고 이야기하는 전화를 많이 받는다.

요산이 혈액 내에 남아서 문제를 일으키는 것도 그렇고 의사도 식이요법과 운동으로 체중을 감량하라고 하는 것을 보면 혈액순환이 좋아지면 통풍의 원인도 제거될 것 같은 생각이 든다. 실제로 발목펌프운동을 해서 통풍이 좋아지는 것을 보면 혈액순환의 문제로 보여 적극 권장하고 싶고 병원 치료와 발목펌프운동을 병행하면 더 좋은 효과를 볼 수 있다고 본다.

고통스러운 통증에서 벗어났어요!

과도한 비만과 잦은 술자리 및 회식으로 인하여 3년 전부터 통풍이 생겼습니다. 세상에 이렇게 아픈 병이 있나 싶었습니다. 바람만 스쳐도 아프다고 해서 '통풍'이라는 말이 괜히 있는 게 아니었습니다.
의사 선생님이 기름진 음식이 안 좋다고 해서 음식에 신경을 많이 쓰고 자이로릭과 콜킨이라는 요산 분해 약을 꾸준히 복용하는 상황에서 인터넷을 검색하다가 발목펌프운동 사례를 보게 되었습니다.
지금 생각해 보면 신장의 여과 기능에 문제가 생겼던 것 같습니다. 신장에서 수분을 걸러서 일부는 소변으로, 일부는 다시 수분으로 체내에 순환시키는 작용을 하는데 신장 기능이 약간 저하되어서 요산 분비도 제대로 이루어지지 않았고 잦은 소변을 봐야 했던 것 같습니다.

이러한 대사성 질환에 발목펌프운동이 상당히 효과가 좋은 듯합니다.

이제는 저희 어머니와 발목펌프운동을 함께 하고 있습니다.

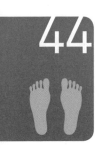

44 피로, 만성피로일 때
발목펌프운동 하루 10분

혈액순환이 좋지 않으면 만성피로가 생길 수 있다. 혈액은 몸속에 산소와 영양을 공급하고 노폐물, 독소, 젖산과 같은 피로물질을 몸 밖으로 배출하는 기능을 한다. 혈액순환에 문제가 있으면 몸은 산소와 영양소를 제대로 공급받지 못해 세포와 장기의 기능이 저하된다. 또한 노폐물, 독소, 젖산이 몸 밖으로 배출되지 않고 몸 안에 쌓여 각종 통증과 만성피로를 일으킨다. 그래서 만성피로를 해결하는 가장 좋은 방법은 혈액순환을 개선하는 것이다.

피로하면 밥맛도 없고, 호흡도 곤란해지고, 우울증이 오기도 하고, 불면증에 시달릴 수도 있다. 피로는 항상 그때그때 풀어주어야 다른 질병까지 예방할 수 있다.

전문의들은 만성피로를 푸는 방법으로 15분 정도 햇볕 아래에서 걸으라고 처방을 한다. 운동으로 피로를 푸는 사람은 별로 없다. 피로하면 대부분 우선 보양식, 좋은 음식, 음료, 의료에 의존한다. 하지만 운동은 피로에 효과가 좋다. 피로를 풀기 위해서는 제2의 심장인 종아리를 수축·이완시키는 운동을 해서 심장의 펌프작용을 보조하여 전신 순환을 좋게 하는 것이 정답이다.

좋은 음식, 음료, 의료의 도움도 받으면서 순환을 좋게 하는 운동을 꾸준히 생활화한다면 더욱더 좋은 효과를 볼 것이다. 발목펌프운동처럼 혈액순환이 잘 되는 운동을 하면 인체의 자연 치유력으로 생기가 나고 피로가 풀린다.

근력운동이나 유산소운동은 체력 소모와 에너지 소모가 많은 편이다. 그에 비해 발목펌프운동은 체력 소모와 에너지 소모가 없으면서 혈액순환을 호전시켜 주며 산소공급을 활발히 할 수가 있어 피로가 빨리 풀린다. 발목펌프운동을 누워서 편하게 10분만 하면 이런 좋은 변화가 나타난다.

피곤한 몸이 가벼워졌어요!

저는 36세 여교사입니다. 학교 업무와 가사에 시달리며 지나치게 바쁜 생활을 하던 중 4년 전부터 하루에 20시간씩 자게 되고 활동을 1시간도 채 하지 못하고 집에만 누워있는 상태가 시작됐습니다.

이렇게 되면서 학교도 휴직을 할 수밖에 없게 됐습니다. 한 시간 정도 활동을 하고 나면 쓰러져서 누워 있어야 하는 상태로 진전되어 활동을 전혀 할 수가 없게 된 것입니다.

병원에 가도 왜 그런지 원인을 찾아내지 못했습니다. 한의원에 가서야 심한 만성피로와 자율신경실조증에 가깝다는 진단을 받게 되었습니다. 한의원에서는 3년간 쉬어도 나을지 보장할 수 없다고 했습니다. 급기야 살기 위해 학교를 퇴직하게 되는 지경에 이르렀습니다.

집에서 쉬었지만 여전히 무리한 활동 후에는 20시간씩 쓰러져 자야 하고 아침에 눈을 아예 뜰 수가 없는 상태는 별로 다를 바가 없었습니다. 일찍 자도 10시 이전에 눈이 떠지지 않았고 몸이 여기저기 아팠습니다. 좋다는 한약을 지어 먹었지만 그도 잠시뿐 근본적으로 개선되지 않았습니다.

게다가 경미한 교통사고로 경추와 요추에 상해를 입어 한 달간 입원도 했었고, 가벼운 디스크도 요추에서 발견이 되었습니다. 한 달간 움직이지 않고 병상에만 있으니 없던 병이 다시 찾아오는 것 같았습니다.

그러다가 병원에서 발목펌프운동을 알게 되었습니다. 구매한 책자를 보고 혈액순환이 안 되어서 정말 수많은 병이 생긴다는 사실을 알게 되었고 저도 마찬가지라는 생각이 들었습니다. 점차 발목펌프운동을 하는 횟수를 늘렸고 적응이 되자 매일 1200회는 꼭 했습니다.

효과는 1200회씩 하기 시작한 지 며칠 안 되어 바로 나타났습니다. 아침에 8시나 9시에 눈이 떠지기 시작한 것입니다. 지난 5년 동안 이런 일은 몇 번 안 되었기 때문에 엄청나게 놀랐고 머리가 맑아진 것을 느꼈습니다. 어떤 때는 6시나 7시에 눈이 떠지기도 했고, 활동하는 시간이 조금씩 늘면서 피로가 줄어들기 시작했습니다. 빈혈 증세도 심했는데 없어졌고 생리통도 있었는데 없어졌습니다.

이런 효과를 저밖에 느끼지 못하는 것이 안타깝습니다. 그리고 가장 중요한 것은 저의 생활을 어렵게 만든 만성피로 증세를 요즘엔 거의 느끼지 못한다는 것입니다. 발목펌프운동으로 새로운 인생을 살고 있습니다.

45 하지불안증후군일 때 발목펌프운동 하루 10분

$\ㅎ$ $\ㅏ$ 지불안증후군이 있는 사람은 다리에 벌레가 기어다니는 것 같아 잠을 잘 수가 없고 가만히 있을 수가 없는데 다리를 움직이면 그런 증세가 없어진다고 한다. 그런데 다리에만 주로 발생하던 이런 증세가 신체 다른 부분에도 나타난다고 하는 사람도 늘어나고 있다.

하지불안증후군을 처음 알게 된 것은 어느 초등학교 교장 선생님이 발목펌프운동을 하고나서 하지불안증후군이 치료됐다는 것을 사례로 보내서였다. 그 교장 선생님은 하지불안증후군으로 수십 년간 불편하게 생활하면서 고생을 했는데 여동생이 발목펌프운동을 권해서 알게 되었고, 또 발목펌프운동을 하면서 하지불안증후군이 치유가 되어 약을 안 먹고 있다고 했다.

이 사례를 계기로 해당 초등학교 교직원 회의시간에 참가해서 발목펌프운동에 대해 설명을 하는 기회가 있었다. 그동안 교장 선생님이 기회가 있을 때마다 미리 선생님들에게 발목펌프운동 이야기를 해서 다 알고 있었지만 정말 그렇게 좋은 효과가 있나 하는 표정이었다.

문명이 발달하면 할수록 인간은 운동 부족에 시달릴 수밖에 없다. 운동이 부족해지면 우리 몸 건강에는 적신호가 켜진다. 크고 작은 질병이 생길 수밖에 없다. 하지불안증후군으로 고생하는 사람이 늘어나는 것도 이와 무관하지 않을 것이다. 운동이 부족해서, 혈액순환이 부진해서 생기는 것으로 보인다.

하지불안증후군이 의심되면 정확한 병원 검사 및 치료와 더불어 영양을 골고루 섭취하고 있는지도 점검해보고 운동 부족이 아닌지 생활습관을 되돌아보는 것이 좋겠다.

약을 끊고 푹 자게 됐어요!

제가 아주 어렸을 적에 할머니께서 주무실 때 가끔 제 다리 위에 발을 올려놓고 참 따뜻해서 좋다고 하시면서 잠을 주무셨습니다. 그랬던 기억이 다시금 떠오른 것은 제가 중년이 되어서입니다. 언제부턴가 다리가 무척이나 쑤시고 저려서 도저히 잠을 잘 수 없게 되었습니다.

다리가 너무 아파서 병원이라는 병원은 다 다녀 보았고 보약도 무척이나 많이 먹었습니다. 통증클리닉에서 치료도 받고 남들이 안 해본 것도 다 해보았으나 뚜렷한 병명이 없어 고심하던 차에 KBS 〈생로병사〉 프로그램을 보고 제 다리 병명이 하지불안증후군이라는 사실을 알고 대형병원 신경과에서 치료를 시작했습니다.

왜 다리가 아픈지 수면 촬영을 해보자고 해서 늦은 밤 병원에 입원하여 8시간 동안 컴퓨터 촬영도 했습니다. 그 결과 밤에 깊은 잠을 자지 못하고 뒤척여서 그렇다며 파킨슨병 치료에 쓰는 약을 먹게 되었습니다. 처음에는 0.25mg의 알약을 제조하여 복용하게 되었는데 그때는 잠도 잘 자고 참 행복했습니다. 그러나 시간이 갈수록 약효가 떨어져 자꾸만 약의 용량을 올리게 되었습니다. 급기야 1mg까지 아주 강한 약을 쓰게 되었습니다. 하루에 무려 7개 정도를 3년간이나 먹었습니다.

그러던 어느 날 여동생이 발목펌프운동을 한 번 해보라고 권했습니다. 약에만 의존해서는 안 된다면서. 여동생의 말을 듣고 발목펌프 운동기구를 구입하여 사용해 보았으나 처음에는 신통치가 않았습니다. 3년 동안 먹어온 약 때문인지 발목펌프운동의 효과를 실감할 수 없었습니다.

그러나 독한 마음으로 약을 끊고 발목펌프운동만 하루에 3,000회 정도 아침저녁으로 열심히 했습니다. 정말 열심히 운동한 결과 현재는 약을 먹지 않고도 다리 아픈 고통이 사라졌습니다.

이렇게 좋은 발목펌프운동의 효과를 제가 교장으로 있는 학교 직원 120명 정도의 사람들에게 회식 때마다 전파를 합니다. 발목펌프운동 전도사가 된 것 같아 참 행복합니다.

이 사례를 읽고 올린 댓글

**저는 고등학생 때부터 하지불안증후군으로 고통을 받았습니다. 그동안 약물 치료도 해보고 밤에 깨어 찬물 샤워도 해보고 정말 힘든 생활을 했는데 발목펌프운동을 하면서 거짓말처럼 나았습니다.

**저도 하지불안증후군 진단을 받고 신경외과 4개월 치료를 했지만 차도가 없었고, 신경과에서 약을 평생 먹어야 한다고 해서 처방 받아 먹고 있던 중 교장 선생님 글을 읽고 2주째 발목펌프운동을 하루에 500회 이상 하고 있습니다. 벌써부터 증상이 없어진 것 같아 만족하고 있습니다. 앞으로도 꾸준히 해볼 생각입니다.

46 하지정맥류일 때
발목펌프운동 하루 10분

발목펌프운동을 전파하는 과정에서 종합병원 흉부외과 과장님을 몇 차례 만났다. 전혀 일면식도 없는 종합병원에서 연락해서 의아했고 이유가 궁금했다. 만나 본 결과 저자가 발목펌프운동을 전파하는 것을 알고 보자고 한 것이었는데 그렇게 고마울 수가 없었다.

그 과장님은 1992년부터 흉부외과를 찾는 환자들에게 발목펌프운동을 하라고 권해왔다고 했다. 부친의 영향 때문이었다. 일본에서 출판된 발목펌프운동 서적을 보고 그 효과를 전해 줘 발목펌프운동에 대해 알게 되었다고 했다. 책에 나온 원리나 효과 등 저자가 미처 알지 못했던 부분까지 전해 들을 수 있었다.

사실 그 당시만 해도 저자는 발목펌프운동으로 고질병이 아주 짧은 시간에 없어진 것을 경험하고 좋아서 알리려고 노력할 때였다. 발목펌프운동의 이론도 잘 모르고 전문 지식도 없는 상태였는데 흉부외과 전문의도 추천하는 운동이라니 좋은 운동이라는 것을 확신하게 되었다.

사실 하지정맥류를 흉부외과에서 수술하는지도 그때 처음 알았다. 수술하지 않으면 안 될 환자는 수술을 권하지만 발목펌프운동을 하면 자연 치유될 환자에게는 발목펌프운동에 대해 자세히 안내하고 운동처방을 한다고 했다.

환자 한 사람, 한 사람에게 발목펌프운동의 원리, 효과, 방법 등을 설명하는 것이 힘들고 시간도 많이 소요될 텐데 그 과장님은 환자의 건강을 위해 진정으로 발목펌프운동을 알리고 있었다.

인간은 직립 생활을 하는 신체 구조다. 다리로 내려온 피가 심장으로 되돌아가는 과정에서 중력 현상으로 인해 피가 역류하는 것을 정맥 판막이 방지하는 역할을 한다. 운동부족, 서서 업무를 하는 직업 등 여러 가지 원인으로 혈액순환이 부진해지면 쥐, 부종, 저림, 통증, 냉증 등이 발생하고 더 진전되면 정맥 판막의 기능이 상실되면서 하지정맥류로 발전한다.

하지정맥류를 갖고 있는 사람들은 하지 외부에 지렁이처럼 튀어나온 혈관을 창피하게 생각하고 이런 신체 변화로 인해 스트레스를 많이 받는다. 그리고 다리의 피로감, 통증, 쥐, 시림, 저림, 부종이 생겨 잠을 잘 수가 없고 죽을 지경이라고 고통을 호소한다. 정맥 판막이 제 역할을 해서 하지정맥류까지 발전하지 않게 하려면 평소에 걷기, 등산 같은 다리 근력을 키우는 운동을 해야 한다.

하지정맥류 수술을 담당하는 흉부외과 전문의가 발목펌프운동을 처방하고 있듯이 발목펌프운동을 꾸준히 생활화하면 바로 신체 변화가 나타난다. 다리의 저림, 부종, 시림, 쥐가 나는 증세는 바로 없어지고 계속 꾸준히 관리하면 외형적으로 튀어나온 혈관도 제 모양으로 회복될 것이다.

반바지를 입게 됐어요!

저는 현재 73세로 평소 건강관리를 게을리하지 않았고, 매주 2~3회 산행을 하며 꽤 건강하게 생활하고 있는 편입니다.

하지만 예전에는 말 못 할 고민이 하나 있었습니다. 하지정맥류로 장딴지가 울긋불긋 튀어나와 아무리 무더운 여름에도, 집에 있을 때도, 운동할 때도 남이 볼까 봐 항상 긴바지를 입어서 무척 불편했습니다.

한 번은 경기도에 소재한 종합병원 의사 선생님께 하지정맥류 치료를 잘하는 병원을 소개해 달라고 했더니 하지정맥류를 간단히 치료할 방법으로 발목펌프운동을 해보라고 권해주었습니다.

그날부터 시작해서 지금껏 3년간 매일 발목펌프운동을 하고 있습니다. 하루에 왼발, 오른발 번갈아 600회 이상씩 운동을 하니 이제는 하지정맥류가 말끔히 나아 반바지를 입고 자랑스럽게 활보하고 있습니다. 하지정맥류뿐만 아니라 소화도 잘 되고 온몸이 더더욱 건강해져서 참으로 즐겁게 살고 있습니다.

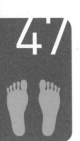

허리 통증 심할 때
발목펌프운동 하루 10분

신체에서 허리만큼 중요한 부분도 없을 것이다. 허리가 건강하지 않으면 아무런 활동을 할 수 없고 누워서만 지내게 될 것이다. 허리 건강을 좌우하는 허리 디스크에 영양을 공급하는 방법은 운동 외는 없다고 한다. 왜냐하면 디스크는 혈관이 없는 무혈조직이어서 운동을 해서 움직이는 확산 작용으로 영양을 공급 받기 때문이다.

운동함과 동시에 순환을 좋게 해주어야 허리 디스크에 영양을 잘 공급할 수 있다. 그래서 발목펌프운동과 허리 건강은 밀접한 연관이 있다.

사람들은 허리가 아프면 병원이나 약에 의존해서 허리 통증에서 벗어나려고 하는 것이 일반적이다. 물론 응급상황은 병원의 도움을 받아 해결해야 하지만 스스로 허리를 건강하게 강화하는 노력을 해야 한다. 그 대표적인 노력이 바로 운동이다. 운동하지 않고 약으로 통증을 해결하는 것은 모래 위에 집을 짓는 것과 같다.

허리를 건강하게 하기 위해서는 순환이 좋아지는 운동을 꾸준히 하는 것이 최상의 방법이고 근본적인 해결 방법이다.

건강하지 않거나 퇴행하는 허리는 운동을 해서 얼마든지 건강하게 복원할 수 있다. 허리 디스크가 영양을 공급받고 건강해지는 원리를 참고해서 혈액순환을 호전시키는 운동을 생활화하고 허리 근력을 키우는 운동을 병행한다면 더욱더 빠르고 좋은 효과를 볼 것이다.

허리 건강은 외부의 도움보다는 인체의 자연치유력을 최대한 이용하여 스스로 허리 근육을 키우는 것이 가장 좋은 결과를 얻을 수 있다. 또한 허리를 따뜻하게 유지하는 것이 좋고, 두꺼운 요나 쿠션이 너무 좋은 침대에서 생활하는 것은 피하자.

특히 허리 운동이나 스트레칭을 할 때는 반드시 눕거나 엎드려서 운동을 하는 것이 좋다. 앉거나 서서 하는 운동의 대부분은 허리 디스크에 압력을 가하면서 증상을 더 자극시킬 수 있다.

허리가 아픈 사람만을 위한 운동방법 상세안내

여기 소개하는 운동 방법을 따라 하라고 하면 전문의 선생님들은 말도 안 되는 이야기라며 하지 말라고 말릴 수도 있다. 그래도 호응을 해주는 전문의가 있으면 좋겠고 실제 체험사례를 참고해서 더 발전시켜 주는 전문가가 있으면 좋겠다.

국내에서도 발목펌프운동을 하고 있는 의사 선생님들이 많고 자신의 건강을 위해 하루 만 번 이상을 한다고 말한 사람도 더러 있다.

허리가 아플 경우 발목펌프운동 방법으로 허리에는 허리받침을, 목에는 경침을 사용하라는 말을 종종 듣게 된다. 자연 치유 전문가라는 사람들도 건강프로그램에서 허리에 받침을 받치고 발목펌프 운동을 하라고 말한다.

책을 통해 알게 된 사실인지, 혹은 직접 해본 경험에서 나온 말인지는 알 수 없으나 허리받침이 없을 때는 수건을 둘둘 말아서 허리에 대고 하라고 한다. 그런데 허리받침이나 경침 모두 딱딱한 나무나 기구가 아니고 쿠션이 있는 타월 등은 좋지 않다.

발목펌프운동은 허리가 더 나빠지지 않게 체중 부담이 없으면서 효과를 빠르게 볼 수 있는 방법이다. 혈액순환을 강력하게 도와주면서 허리 근육을 강하게 단련시켜 준다.

허리 근력 강화 방법으로는 허리 아래 엉덩이가 닿는 정도의 높이 반원형 허리 받침대를 놓고 목에는 경침을 베고 발목펌프운동을 기본으로 마치고 다음 순서대로 운동을 한다.

모든 허리 통증에 해당되는 것은 아니지만 실행하면서 본인에게 맞는지 접목시켜 보는 과정이 필요할 것이다.

첫째, 발목펌프 운동기구 위에 놓은 두 발목에 힘을 주고 허리받침에 허리를 놓은 상태로 엉덩이를 들었다 놓기를 수회 반복한다.

둘째, 왼발을 운동기구에 디딤으로 하면서 허리받침에 허리를 대고 엉덩이를 뜨게 하면서 오른발로 발목펌프운동을 25회 한다. 그런 다음 반대로 오른발을 디딤으로 하고 왼발로 발목펌프운동을 25회 한다.

- 운동하는 발을 들어 올릴 때만 기구를 누르는 발을 디딤을 하고 운동하는 발을 떨어뜨릴 때는 디딤을 하는 발도 동시에 같이 힘을 풀어준다.
- 이 방법을 처음 시도 시 너무 힘이 들면 한 발의 숫자를 할 수 있는 정도로 숫자를 줄여서 적응을 하고 오랜 기간을 두고 서서히 늘려서 25회씩 한다.

셋째, 양발을 동시에 들어 올려서 3초 정도 있다가 떨어뜨리는 방법을 25회, 들어 올린 양발을 기구 위에 떨어뜨리려다 다시 들어 올렸다 떨어뜨리는 방법을 25회 한다.

- 이때 허리받침에 허리가 실리게 되고 시소의 중심이 된다.
- 다리를 높게 들어 올리지 않아야 한다.
- 허리가 건강하지 않은 사람은 이 방법도 처음 시도 시 한 번도 힘들 수 있다. 그럴더라도 계속 시도한다.

넷째, 양발을 들어 무릎을 굽혀서 발이 엉덩이 부위에 닿을 정도로 당겼다가 발을 뻗어 기구 위에 놓기를 수회 한다.

- 무리하지 않는 것이 현명하고, 할 수 있는 숫자만큼 한다.

다섯째, 발목펌프운동에서 무릎을 굽히면서 양다리를 당겨서 운동 기구와 엉덩이 중간 정도 거리에 두발(발바닥)을 놓고 발에 힘을 주어 엉덩이를 바닥에서 들었다 놓기를 수회 한다.

- 그런 다음 받침에 허리를 놓은 상태로 양 무릎을 붙이고 무릎을 좌우로 45도 정도 서서히 움직여 받침에 닿는 허리를 신중하게 자극하기를 수회 한다.
- 허리가 건강하지 않은 사람은 1회를 하기도 전에 이 같은 자세를 취하는 것만으로 허리에 받는 자극으로 인해 기존에 좌골신경통으로 저리고 통증이 있었던 하지 부위가 전율하는 것 같고 잘못될 것 같은 느낌을 받을 수도 있다.
- 1회를 못 해도 괜찮고 할 수 있으면 1회라도 한다.
- 오늘 1회를 못 했으면 내일 다시 시도하고 하게 될 때까지 발목펌프 운동은 밥처럼 하고 이 방법을 시도한다.
- 할 수 있게 되더라도 무리하게 숫자를 많이 하지 말고 서서히 숫자를

늘려서 끈기 있게 계속한다.

여섯째, 허리를 위한 운동을 마치고 피로를 풀기 위해 기본 발목펌프운동을 50~100회 하고 마무리 한다.

- 허리로 인해 허리에서 골반, 허벅지, 종아리, 발가락까지 전달됐던 저림, 시림, 아림, 뒤틀림, 통증 등 다양한 고통들이 감소하는 것을 느끼게 되더라도 무리하지 않아야 한다.
- 급하게 먹는 밥에 체한다고 서두르지 말고 다만 중단하지 말고 꾸준히 허리를 강화하는 인내가 필요하다.

허리 통증이 3일 만에 사라졌어요!

저는 50대 중반 남자입니다. 그런데 진공청소기를 돌리는 중에 갑자기 허리가 두 동강이 난 것 같은 통증이 생겨 앞으로 고꾸라져서 조금도 움직일 수가 없게 되었습니다. 아내가 119에 신고해 응급실로 실려 가서 응급처치를 받고 7일 정도 치료를 하는 동안 생활의 불편은 이루 말을 할 수가 없을 정도였습니다.

의자에 앉았다가 일어설 때도 몇 단계의 동작으로 나누어 일어나야 했고 병원에 가기 위해 택시를 타고 내리는 동작도 너무 시간이 오래 걸렸습니다. 자리에서 일어날 때는 제일 고통스러웠습니다.

허리가 아픈 지 7일째 되던 날, 뭐라도 해야겠다는 생각에 2년 전에 선물로 받고 잊고 있었던 발목펌프 운동기구를 꺼냈습니다. 아침에 이불 위에서 일어나지도 못한 채 기구만 이불 밖에 놓고 했습니다. 이상하게 다리를 들어 올릴 때 허리가 아프지 않아서 계속했습니다. 400회는 정식 발목펌프운동을 하고 200회는 두 다리를 들어 올렸다 놓기를 했습니다. 그렇게 3일을 하고 난 후 윗몸일으키기를 하게 되었고, 허리가 원상으로 돌아오는 기적을 맛보았습니다.

어려서부터 영양 상태가 좋지 않았고 키가 커서 그런지 허리가 자주 아픈 편이었습니다. 초등학교 때(1960년도) 논에서 모를 심다가 허리가 아프다고 하니 어린 녀석이 허리가 아프다고 한다고 아버지께 혼이 난 기억도 있습니다. 잠을 자려면 허리가 아파서 옆으로 누웠다가 잠을 자야 했고 머리를 감으려면 허리 통증이 너무 심해서 제대로 감지를 못할 정도로 허리가 아팠습니다. 병원을 찾아가서 해결하려는 생각은 안 했고, 불편함을 감수하면서 생활했습니다.

다니던 은행을 퇴직하기 전 2000년도쯤 건강검진에서 허리 촬영을 하고 의사 선생님과 종합상담을 했는데 퇴행성이라서 어쩔 수 없이 그렇게 살아야 한다고 했습니다. 운동을 어떻게 해서 관리를 잘하면 건강하게 된다는 정보 같은 것은 없었습니다. 그로부터 17년이 지난 지금 허리가 아프지 않고 아무런 불편 없이 생활하고 있습니다. 발목펌프운동을 그동안 꾸준히 한 결과입니다.

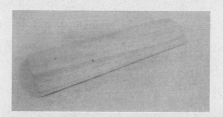

나이를 먹고 늙으면 모든 조직과 뼈가 퇴행하기 마련인데 퇴행성이라고 하더라도 낙담하지 말고 영양을 점검하고 운동을 꾸준히 생활화해서 관리한다면 건강은 얼마든지 챙길 수 있다는 것을 저의 체험으로 알려드리고 싶습니다.

48 신경통일 때
발목펌프운동 하루 10분

전신에 분포된 혈관에는 혈관수축신경과 혈관확장신경의 두 종류의 혈관운동신경이 있는데 순환이 부진하면 이런 운동신경이 기능을 제대로 하지 못해 저림, 시림, 통증으로 느끼는 신경통 증상이 나타난다.

그래서 운동을 하기도 하고 의료적인 방법으로 혈액순환을 호전시켜 주어 순환이 개선되면 혈관운동신경도 건강해져서 신경통 증상이 치유되고 개선된다.

신경통일 때 발목펌프운동을 하면 좋은 효과가 나타나는 것도 이 때문이다. 혈액순환을 호전시켜 주는 최고의 방법이기 때문이다. 며칠 실천해 보면 변화를 바로 감지할 수 있을 것이다.

아버지의 신경통에 효과 봤어요!

아버지께서 갑자기 다리가 아프다고 하셔서 부랴부랴 병원으로 갔습니다. 오른쪽 정강이의 우측 바깥 근육과 힘줄 등이 당기고 저리고 통증이 심하다고 해서 정형외과에 가서 X-레이를 찍었습니다.

그 결과 허리 디스크에는 문제가 없고 좌골신경통 같다면서 주사를 맞고 진통제도 복용했습니다. 그랬더니 이틀 정도 지나자 낫는 듯 하더니 며칠 후 이번엔 왼쪽 정강이 바깥쪽에 심한 통증이 나타나 일상생활도 어려울 정도가 되었습니다. 또다시 정형외과에 가서 치료를 받았는데 이번에는 좀체 낫지를 않았습니다. 며칠간 통증으로 고통을 받다가 신경외과로 갔더니 디스크에 주사를 놓아보자면서 커다란 대바늘을 허리에 깊숙이 찔러 넣었습니다.

그렇게 했지만 통증이 없어지지 않자 강한 진통제를 처방해 주었는데 이 또한 약 먹고 잠시의 통증만 조절해줄 뿐이어서 한방병원까지 가게 되었습니다. 침도 맞고 부항도 뜨고 이틀을 다녔지만 별 진전이 없어서 또다시 새로운 정형외과에 가서 MRI를 찍게 되었습니다.

그 결과는 충격이었습니다. 허리 디스크가 터져서 1, 2, 3, 4단계 중 3단계라고 했습니다. 척추에 주사를 맞아야 한다고 해서 주사도 맞았습니다. 그렇게 했지만 통증은 여전히 계속됐습니다.

며칠 동안 잠을 못 자고 끙끙 앓고 계셨던 아버지가 너무도 안타까워 이 것저것 정보를 알아보던 중 발목펌프운동에 대해 알게 됐습니다.

병원 치료도 좋지만 어떻게든 운동을 하는 것이 좋다고 해서 누워서도 할 수 있는 운동을 찾다가 발목펌프운동을 알게 돼 곧바로 기구를 구입해서 해보시게 했는데 너무도 놀라운 일이 일어났습니다. 주사도 소용없고, 침술·부항도 전혀 먹히지 않았던 아버지의 신경통이 발목펌프운동을 한 지 3~4일 만에 나아버렸기 때문입니다. 그로부터 6개월이 지난 지금도 아버지는 아침저녁으로 날마다 발목펌프운동을 하십니다.

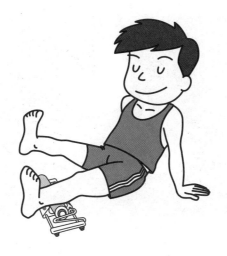

> 앉아서 책을 보면서도,
> TV를 보면서도 손쉽게 할 수 있는 발목펌프운동은
> 너무도 쉽고 편한 운동이다.
> 하루 10분만 운동해도 약 100분에 걸쳐
> 힘들게 만보를 걷는 것 이상으로
> 좋은 혈액순환 효과가 있으므로 적극적으로 실천하자.

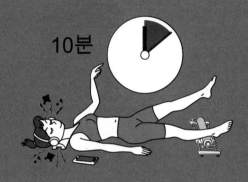

혈액순환 촉진제
발목펌프운동
효능 속으로…

제4장

통증, 수족냉증, 수족열증, 저림, 림프부종, 부종, 쑤심, 기미, 검버섯, 땀띠, 두드러기, 숨차는 증상, 숨가쁨, 호흡곤란, 어지러움, 결림, 하지부종, 가려움, 알레르기, 굳은살, 불쾌감, 뭉침, 뼈시림, 당기는, 무거운 몸, 기침, 뻣뻣, 마비, 신경통까지 수많은 질병·질환의 배후에 숨어 있는 것이 혈액순환이다.

혈액순환이 나쁘면 만병이 생긴다는 말은 결코 과장이 아니다. 건강의 기초는 원활한 혈액순환이 좌우한다. 병이 생기는 것도 혈액순환이 잘 안 되어서다.

발목펌프운동이 주목을 받는 것도 뛰어난 혈액순환 효과에 있다.

크게 힘들이지 않고도 온몸의 혈액순환을 쌩쌩 잘 돌게 하는 가장 효과적인 방법! 발목펌프운동의 가치는 바로 여기에 있다.

누워서 10분 발목펌프운동 VS
힘들게 100분 만보 걷기
결론은?

사람이 육체적·정신적 노동을 하거나 운동을 할 때는 에너지를 사용하게 된다.

이러한 에너지를 사용할 때는 반드시 산소를 이용하게 되며, 그 부산물로 이산화탄소를 배출시키게 된다.

이 말은 에너지 소모량이 많을 때는 활성산소 같은 유해물질의 발생량도 대폭적으로 늘어난다는 것을 의미한다. 유산소 운동을 무작정 많이 하게 되면 오히려 몸에 독이 될 수 있는 것도 이 때문이다.

발목펌프운동은 누워서 하는 것이어서 발의 위치가 직립자세로 하는 다른 운동과 비교해 순환계 전체에 대해 평면적인 위치관계가 되므로 하지 정맥의 환류임에도 불구하고 중력의 영향을 받지 않는다. 손쉽게 운동 효과를 볼 수 있다는 말이다.

발목펌프운동은 또 걷거나 뛰는 것과 같은 근육 펌프작용이 발생하는 것임에도 불구하고 누워서 운동하므로 걷기나 뛰는 것에 비해 사용하는 근력, 소비 에너지와 산소 소비량은 극단적으로 적다. 게다가 전 체중을 하지에 싣는 걷기와 뛰기의 체중 부담과 관절의 충격 부담도 없다.

이와 같이 발목펌프운동은 하지가 필요로 하는 근력, 소비 에너지와 산소 소비량이 적어 하지가 요구하는 혈액량도 당연히 적으므로 동맥의 공급량 또는 노폐물의 배출량은 증가시키지 않아도 된다는 것이다.

　발목펌프운동이 동맥의 혈류를 증가시키지 않고 정맥의 환류에 이상적인 상태를 만들어 낸다는 것은 하지이면서 마치 두뇌와 같은 정맥의 환류 상태를 만들어 낸다는 것을 의미한다.

　직립했을 때 중력현상으로 머리의 피가 심장으로 쉽게 가는 것과 같이 발목펌프운동은 하지의 피를 심장으로 쉽게 되돌린다는 것이다.

　위와 같은 순환이론으로 발목펌프운동을 누워서 10분 동안 안전하고 편하게 600회를 실행하면 춥고 더운 계절 순환기의 위험을 감수하고 100분(?) 정도에 걸쳐 힘들게 10,000보를 걷는 것 이상으로 좋은 혈액순환 효과를 볼 수 있다.

　하루에 최소 10분 만이라도 발목펌프운동을 해야 하는 이유도 여기에 있다. 질병 치유뿐 아니라 건강관리 차원에서도 지속적으로 실천하면 건강한 삶을 사는 데 큰 유익이 있을 것이다.

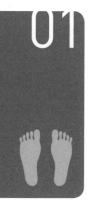

01 혈액순환 개선제보다 발목펌프운동 왜?

혈액순환을 근본적으로 좋게 하기 위해서는 제2의 심장인 종아리를 수축·이완시키는 운동을 해서 심장의 펌프작용을 보조해 전신순환을 좋게 해야 한다. 발목펌프운동이 혈액순환 개선제보다 효과가 좋은 것도 이 때문이다.

운동해야 혈액순환이 좋아진다는 것을 알면서도 대부분은 약이나 음식과 같이 편하고 쉬운 방법을 추구한다. 좋은 음식을 찾아 먹으면서 순환을 좋게 하는 운동을 꾸준히 생활화한다면 더 좋은 효과를 볼 수 있을 것이다.

실제로 혈액순환 개선제를 먹으면서 발목펌프운동을 했더니 훨씬 더 좋은 효과를 보고 있다고 알려주는 사람도 있다. **혈액순환을 근본적으로 좋게 하기 위해서는 제2의 심장인 종아리를 수축·이완시키는 운동을 해서 심장의 펌프작용을 보조하여 전신순환을 좋게 하는 것이 정답이다.**

모든 운동은 혈액순환을 좋게 해준다. 예전처럼 원시적으로 많이 움직이며 살면 혈액순환이 안 되어서 걱정할 일은 없을 것이다. 그렇지만 자동차 문화인 현대에는 순환이 부진해 질병이 많이 발생한다. 움직임에 의한 근육 펌프작용의 발현 시간이 현격히 감소하므로 혈액순환이 완전히 되지 않아 질병의 치유와 회복이 더 어려워진다. 의학은 빠른 속도로 발전하는데도 아픈 사람은 더욱 늘어나고 있는 것이다.

어떤 운동을 하느냐에 따라 순환 효과에는 차이가 난다. 의학계에서는 걷기를 최고의 건강 운동법으로 지도하고 있고 걷는 방법, 걷는 자세, 걷는 데 좋은 운동화, 걷는 시간 등을 소개한다. 과연 걷기가 최고의 운동일까?

물론 걷기는 인간이 살아가는 데 절대로 필요한 동작이다. 인간은 걷지 못하면 죽게 된다. 또 죽기 전까지 끊임없이 걸어야 한다. 하지만 순환 효과를 보면 발목펌프운동이 걷기보다 더 효과적이고 경제적일 수도 있다. 발목펌프운동 10분의 효과는 약 100분간 걷는 만보의 효과와 맞먹거나 오히려 더 좋은 혈액순환 촉진 효과가 있는 것으로 알려지고 있기 때문이다.

02 혈액순환 개선에는
걷기보다 발목펌프운동…
왜?

자기의 근력을 가능한 한 쓰지 않고 근펌프작용을 왕성하게 발생시켜야
완전한 순환의 상태를 만들 수 있다.
발목펌프운동이 걷기보다 효과적인 이유도 이 때문이다.
누워서 10분 동안 편하게 600회를 실행하면 100분(?) 정도에 걸쳐
힘들게 만보를 걷는 것 이상으로 좋은 혈액순환 효과를 나타낸다.

발목펌프운동의 창시자가 비교하는 이론은 이렇다. 그저 걸어다니거나 뛰어다니는 것으로는 완전한 혈액순환 효과를 달성할 수 없다는 것이다.

장시간 걸으면 운동량에 따라 세포가 에너지와 산소 소비량을 증대시킨다. 이때 소비하는 결과물로 나오는 배설물로 인해 모세혈관 속의 혈류량이 늘어나면 그 앞의 세정맥은 항상 교통량(혈류량)의 중가로 속도의 저하를 일으키게 된다.

따라서 완전한 순환의 상태를 달성하고자 하면 자기의 근력을 가능한 한 쓰지 않고 근펌프작용을 왕성하게 발생시켜야 한다. 발목펌프운동이 바로 그런 원리다. **발목펌프운동을 600회 하면 만보를 걷는 것 이상의 혈액순환 효과가 있다고 한다.** 이러한 이유로 발목펌프운동을 꾸준히 하면 혈액순환이 부진해서 찾아왔던 질병이 자

연 치유된다는 것이다.

우리 몸속에는 생명을 유지하기 위해 끊임없이 돌고 도는 두 개의 물줄기가 있는데 혈액순환과 림프순환이다. 림프관은 혈관을 따라 몸 전체에 그물처럼 퍼져 있고, 중간중간 림프관들이 모이는 림프절은 귀밑, 목, 겨드랑이, 복부, 사타구니, 무릎 뒤에 많이 모여 있다. 림프액은 혈액과 함께 우리 몸 구석구석을 돌아다니며 체내에 축적된 암을 비롯해 만성 퇴행성질환의 원인이 되는 독소와 노폐물을 회수하여 배설작용을 하기도 한다.

혈액은 폐에서 흡수한 공기와 위장에서 흡수한 영양분을 온몸의 세포로 운반하고 산화를 촉진시켜서 열에너지를 생산하는 작용을 한다. 이와 동시에 온몸에 있는 탁한 공기와 노폐물을 회수하기도 한다. 전신에 분포된 혈관에는 혈관수축신경과 혈관확장신경 두 종류의 혈관운동신경이 있다. 순환을 호전시켜 주는 운동을 해서 순환이 개선되면 두 혈관운동신경이 건강해져서 질병들을 자연적으로 치유한다.

혈액은 1분에 전신을 빠르게 순환하는데 림프액은 아주 천천히 순환하고 1초에 1cm씩밖에 이동하지 않기 때문에 근육이 충분히 수축과 이완을 반복할 수 있도록 천천히 자극을 가하는 것이 핵심이다. 흔히 혈액은 상수도이고 림프액은 하수도라고 한다. 하수도가 잘 흐르지 못하면 썩고 악취가 나는 것처럼 림프액의 순환이 제대로 되지 않으면 만병의 근원이 된다. 하지만 순환이 좋으면 에너지의 효율이 좋아지며 인체의 생리 과정 전체도 자연히 순조로워져서 건강한 생활을 하게 된다.

인체의 특성은 포유류 중 심장(순환시스템)이 작은 편이고, 심장과 발의 고저가 크다. 중력 현상을 많이 받는 직립 신체구조이며 움직여야 건강하도록 만들어졌다. 이런 직립 신체구조는 중력의 영향으로 종아리에 체액이 모이게 되는데 운동이 부족해 순환이 부진해지면 고치기 힘든 병이 늘거나, 어깨 결림, 담, 요통, 현기증, 숨가쁨, 두통, 권태감 등 여러 가지 불쾌한 증상을 일으키고 신체 일정 부분에 쑤심, 저림, 시림, 쥐, 부종, 통증, 무감각 등이 생긴다.

체액순환이 더 악화되면 소화불량, 불면증, 무좀, 치질, 변비, 피로, 뇌졸중, 고혈압 등과 같은 질병의 원인이 된다. 다시 체액순환이 개선되면 전신의 기능이 좋아지고 인체의 자연 치유력으로 이런 증세는 회복된다.

체액순환의 중요성은 아무리 강조해도 부족하다. 체액을 썩지 않

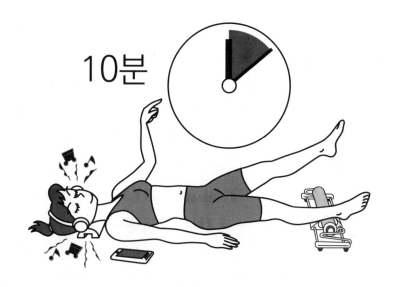

고 잘 흐르게 하려면 문명생활로 줄어든 인간의 활동(운동)량을 되찾아 하지에 몰린 피를 심장으로 원활하게 되돌려야 한다.

발목펌프운동은 누워서 쉽고 편하게 체액순환을 과학적으로 호전시켜 주는 최고의 방법이다. 발목펌프운동을 꾸준히 하면 건강은 날로 좋아질 것이다.

03 걷기보다 편한 발목펌프운동

하루 3만보를 걸으면 혈액순환이 좋아져서 다양한 병이 치유된다고 알려져 있다. 하지만 하루 3만보를 걸으려면 4시간 이상 걸어야 한다. 누가 과연 그렇게 할 수 있을까? 발목펌프운동은 한 번에 10분씩 하루에 3번만 하면 된다.

물이 99.9도에서 끓지 못하고 100도가 되어야 끓는 것과 비유하는 것이 적합할지 모르겠지만 혈액순환이 좋아 일정한 경계선을 넘느냐? 미흡해서 못 넘느냐에 따라 질병이 빨리 치유되고 안 되는 차이점이 생긴다.

발목펌프운동 창시자의 이론대로 발목펌프운동을 600회 하는 것이 만보를 걷는 혈액순환 효과가 있다면 하루에 발목펌프운동을 3번 하면 매일 3만보를 걷는 효과가 있는 것이다.

하루에 3만보를 매일 같이 꾸준히 걷기는 체력적으로도 어렵고 4시간 이상을 걸어야 한다. 매일 4시간 이상을 걸으면 발목, 무릎, 허리 관절에 이상이 생길 수도 있다. 매일 3만보를 며칠간 걸으면 혈액순환이 좋아져서 다양한 병이 치유된다고 해도 매일 3만보를 걷는 것은 현실적으로 어렵다.

그렇지만 발목펌프운동은 600회씩 3번이 아니라 몇 번이고 반복할 수 있다. 앞에서 언급한 일정한 경계선을 쉽게 넘길 수 있는 것이다.

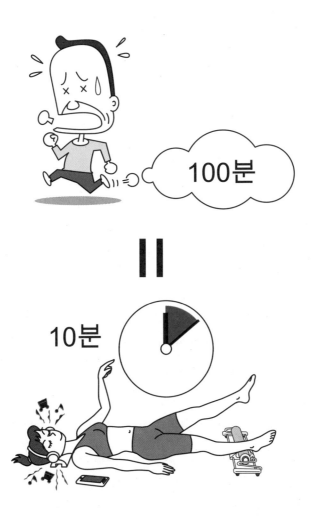

04 혈액순환 좋게 하려면 식습관도 중요!

좋은 음식을 먹어야 건강한 혈액이 만들어지고 혈액순환이 잘 된다.
담배, 폭음, 과식, 기름진 음식, 단 음식 등은 피를 걸쭉하게 해서
혈액순환을 방해하므로 되도록 멀리한다.

혈액순환을 호전시키기 위해 운동이 필요한 것은 상식으로 누구나 다 알고 있는 사실이다. 혈액순환을 좋게 하려면 운동을 열심히 하는 것을 기본으로 하면서 우리가 먹는 음식에 대해서도 생각해 봐야 한다.

혈액은 음식을 통해 만들어진다. 좋은 음식을 먹어야 건강한 혈액이 만들어지고 혈액순환이 잘 된다. 기름과 물을 섞어서 관을 통과시키면 기름이 관에 들러붙어 물의 흐름이 방해 받을 것이다. 과도한 지방을 먹지 않으면 순수한 혈액을 생성해서 흐름이 좋겠지만 기름진 음식을 섭취하면 혈액에 기름이 많이 섞이게 되어 순환이 더욱 어렵게 된다. 이럴 경우는 그렇지 않은 경우에 비해 운동을 몇 곱절 더 해야 순환이 원만하게 잘 될 것이다.

혈액순환을 좋게 하는 식습관에서 주의해야 할 점은 담배, 폭음,

과식, 기름진 음식, 단 음식 등은 되도록 멀리 하는 것이 좋다. 피를 걸쭉하게 해서 혈액순환을 방해하기 때문이다. 현명한 식습관을 가진다면 같은 시간을 운동해도 더 좋은 효과를 보게 될 것이다.

저자의 Tip **혈액을 맑게 하는 식생활 대원칙 6가지**

1. **과식하지 않기** : 에너지를 과다하게 섭취하게 되면 혈액 속의 지질이나 당질이 과다해져서 혈액은 걸쭉해지고 동맥경화를 촉진시킨다.

2. **육류 등 고지방식품은 적게 먹기** : 동물성지방이나 고지방식품의 과다섭취는 혈액 속의 중성지방을 증가시킴으로써 혈액을 걸쭉하게 만드는 원인이 된다.

3. **식물섬유는 되도록 많이 먹기** : 장에서 용해되는 수용성과 장에서 용해되지 않고 배출되는 불용성이 있는데, 수용성은 혈액을 맑게 만들고, 불용성은 대장을 깨끗하게 한다. 따라서 평소 근채류나 콩류, 과일, 해조류를 즐겨 먹는 것이 좋다.

4. **단음식과 알코올은 적당히 먹기** : 당질을 과다하게 섭취하면 혈액 속의 포도당 양이 늘어나 고혈당이 되면서 당뇨병뿐만 아니라 동맥경화도 유발한다.

5. **염분은 적게 먹기** : 혈액 속의 염분 농도가 높아지면 혈관 평활근세포에 작용해서 혈관을 수축시키고 혈압을 상승시킨다.

6. **야식과 불규칙적인 식사 안 하기** : 늦은 밤 출출하다며 치킨에 맥주 한 잔을 먹거나 아침은 굶고 저녁에 폭식을 하는 등의 생활을 하는 것은 혈액을 걸쭉하게 만드는 지름길이 된다.

05 정맥순환 촉진제 발목펌프운동을 하면…

체내에 존재하는 혈액의 분포는 정맥에 약 60%, 동맥에 11%, 심장에 10%, 폐에 11%, 모세혈관에 5%가 있다고 한다. 따라서 가장 많은 혈액이 모여 있는 정맥의 순환을 좋게 하는 운동 방법이 체내에 분포된 혈액을 전신으로 쉽게 이동시키는 방법일 것이다.

하지정맥에 모여 있는 혈액을 누워서 발목에 자극을 주는 원리로 운동을 하는 발목펌프운동은 가장 좋은 혈액순환 방법이라 할 수 있다. 그것은 다양한 체험 사례를 통해 입증되고 있다.

수족냉증, 저림, 부종, 쑤심, 결림, 불면증, 기미, 검버섯, 숨가쁨, 어지러움, 불쾌감, 뭉침, 뼈시림, 당김, 무거운 몸, 뻣뻣한 몸, 마비, 신경통 등 다양한 증상에 독보적인 효과를 나타내는 것이 발목펌프운동이다.

누워서, 앉아서 손쉽게 할 수 있는 운동이지만 그 효과는 견줄 데가 없으므로 날마다 하루 10분씩 발목펌프운동을 하도록 하자.

수족냉증이 나았어요!

수년 전부터 발과 다리가 항상 차가운 고질적인 혈액순환 장애를 겪고 있었습니다. 혈액순환이 잘 안 되는 발을 허구한 날 사혈침을 이용하여 매일매일 수시로 사혈을 하곤 하였습니다. 일상생활이 어렵고 움직이기가 부자연스러워 만사가 귀찮을 정도로 불편하였습니다. 소문난 한의원, 약국, 병원을 전전긍긍하며 다녔고 전국의 용하다는 침술원, 기치료원 등을 수없이 다녀 보았습니다. 그래도 모든 게 그때뿐이었는데 어느 날 병원 의사로 재직 중인 조카가 발목펌프 이야기를 해주었습니다.

그런데 이게 무슨 일일까요? 발목펌프운동을 했더니 전신에 열이 나고 피가 돌고 있다는 느낌을 받았습니다. 차갑던 발에도 온기가 돌기 시작했습니다. 발목펌프운동은 큰돈 안 들이고 실용적이며 게으름 피우지 않고 열심히 하면 참 좋은 운동입니다.

수족열증이 없어졌어요!

원래 손과 발바닥이 몹시 뜨겁고 복부와 내장은 찬 체질로 특히 여름에는 열감 때문에 잠도 잘 못 자고 다른 사람과 닿는 것도 싫어할 정도였습니다. 그래서 밤마다 보냉제를 두르고 자곤 했는데 오히려 더 악화되는 느낌이었지요. 그리고 특별히 운동을 하거나 많이 걷는 편이 아닌데 일하고 돌아오면 종아리가 땅땅한 느낌으로 붓고 발목이 심하게 굳어서 발목스트레칭을 하는 것만으로도 근육통이 느껴질 정도였습니다.

그러다가 누워서 할 수 있다는 말에 발목펌프운동을 시작하게 되었는데 하고 나면 발바닥의 괴로운 열감이 싹 사라졌습니다. 발바닥의 열이 상체로 올라온 것인지 시리도록 찬 복부도 꽤 훈훈해지는 느낌이었습니다.

꾸준히 한 지 이제 한 달째 되어 가는데 수족열증 해소와 부기 제거라는 즉각적인 효과 외에도 예전보다 피로를 적게 느낀다든지, 오십견 같은 어깨의 결림과 뻣뻣함에도 효과가 있는 듯합니다.

저림 굿바이~

두 달째 발목펌프운동을 하고 있는데 다리 저림에 큰 효과를 보았습니다. 처음에는 발목 부분도 많이 아파서 실망도 했었지만 일주일 딱 참고 했더니 적응이 되면서 이제는 애용품이 되었습니다.

밤마다 다리가 저려서 잠을 잘 자지도 못하고 이만저만 고통스러운 게 아니었습니다. 왜 그런지 밤에 유독 심했습니다.

그럴 때마다 별의별 방법을 다해 보았지만 좀체 효과를 보지 못하던 중 발목펌프운동에 대해 알게 됐는데 2달 만에 다리 저림이 이렇게 좋아질 줄 몰랐습니다. 게다가 체중까지 빠져서 예뻐졌다는 말까지 들으니 이보다 더 좋을 순 없을 것 같습니다.

지금의 저는 하루라도 발목펌프운동을 안 하면 무슨 일이 생길 것처럼 늦은 밤에도 꼭 발목펌프운동을 하고 잡니다. 늦은 밤에 해도 진동을 차단해주는 완충장치가 있어서 편하게 운동할 수 있어 너무 좋은 것 같습니다. 많은 사람들이 너무도 손쉽고 간편한 운동인 발목펌프운동을 꼭 했으면 합니다.

암 수술 후 팔다리 붓고 열나는 림프부종에도…

암 수술을 할 때 림프절도 함께 절제하는 경우가 비일비재한데 그 후유증은 고통스럽습니다. 피부가 딱딱해지고 감염 위험이 커지며 팔 다리가 조이는 느낌이 듭니다. 또 팔다리에 힘이 약해지는 느낌, 팔 다리의 통증이나 무거운 느낌, 피부에 열이 나고, 붉어지고, 피부가 거칠고 단단해지기도 합니다. 증상이 심해지면 부종 부위를 붕대로 감아 압박을 해야 합니다.

암 수술 후 팔다리가 붓고 열이 나는 림프부종에도 발목펌프운동을 하면 효과가 좋습니다. 원인불명의 림프부종은 자궁암, 유방암의 수술로 림프관이 절단된 경우에 일어나는데 이런 수술을 받은 환자들은 매일 발목펌프운동을 해서 림프액을 원활하게 해주는 것이 좋습니다. 다음은 일본 와타나베 정골원 원장이 소개하는 림프부종 사례입니다.

76세 노인이 병원에 내원했는데 검사 결과 림프부종이었습니다. 왼발이 오른발의 3배 정도로 부어서 왔으며, 2년 전부터 부어오르기 시작했다고 했습니다.

이 환자는 다른 병원에서 약물에 의한 치료와 꽉 끼는 스타킹을 착용하라는 처방을 받았지만 스타킹을 착용하면 착용 시에는 통증이 사라지고 일시적으로 걷는 것이 가능했지만 벗고 입는 것이 매우 번거로워 착용을 중단한 상태였습니다.

이 환자에게 와타나베 원장은 발목펌프운동 처방을 내렸고, 그 결과는 매우 만족스러웠다고 합니다. 림프부종이 개선되는 효과로 나타났기 때문입니다.

부종에도…

저희 아버지는 대장암 수술을 하고 항암치료를 받으셨습니다. 항암제를 오래 복용하다 보니 다리 쪽에 혈전이 많이 생겨서 다리가 많이 붓고 터져서 피가 나오는 경우도 있었습니다. 그래서 아버지께 쉽고 부담스럽지 않은 발목펌프운동을 권해 드렸는데 효과가 있을지 미심쩍어하시고 아래층에 쿵쿵 울릴 거라고 달가워하지 않으셨습니다.

누이도 지인이 발목펌프운동을 해보라고 대나무 통을 선물로 주었다면서 좋은 운동이라고 자꾸 권했습니다. 자식의 권유에 결국 치료 사례와 효과 설명서를 보시고 발목펌프운동을 시작하셨습니다. 그랬더니 다른 운동은 해도 효과가 없었던 붓고 뭉친 다리가 발목펌프운동을 해보니 풀렸다고 합니다.

이 경험을 계기로 지금도 열심히 발목펌프운동을 하십니다. 앞으로도 열심히 하셔서 건강하게 오래 사셨으면 좋겠습니다. 시간과 장소에 구애받지 않고 쉬운 방법으로 이만큼의 효과를 거둘 수 있는 운동법은 발목펌프운동 외에는 없다는 생각이 듭니다.

쑤심에도…

저는 45세로 두 딸을 둔 주부입니다. 두 아이를 낳고 산후조리를 못해 손발이 저리고 쑤시고 차가운 증세에 늘 편치 않았고 혈액순환이 안 되고 머리가 늘 무거웠습니다. 나이를 먹어 그렇겠지 생각하고 침도 맞아보고 좋다는 약도 먹어 봤으나 효과는 볼 수 없었습니다.

그 와중에 발목펌프운동을 알게 되었고 열심히 계속 한 결과 혈액순환이 잘돼서 그런지 예전보다 저리고, 쑤시는 증세가 많이 좋아졌습니다. 게다가 뻣뻣하던 뒷목도 한결 부드러워졌습니다.

기미에도…

어릴 때부터 몸이 많이 골골했고 상처가 나면 종기가 돼서 곪기 일쑤여서 소독약과 항생제를 달고 살았습니다. 감기도 한여름 빼고는 늘 걸리고 기침이 너무 심해서 자다가 깨곤 했습니다. 병원에서 갑상선 여포 종양 수술을 하고 나서는 원래 나쁘던 몸이 더 이상해졌고 밤만 되면 가렵고 두드러기가 났고 얼굴은 기미로 까맣게 덮여서 엉망이었습니다.

마사지 학원 원장님이 건강에 좋은 정보를 많이 줬는데 그중 하나가 발목펌프운동이었습니다. 하루 1,200회 이상씩 3개월 꾸준히 매일 했더니 배에서 가스가 빠지고, 몸도 따뜻해지고, 냉기가 빠지고, 눈도 맑아졌습니다. 안색이 날이 갈수록 환해지고 기미도 아주 옅어졌습니다. 또 신기하게 팔다리가 가늘어지고 어깨 결림도 거의 없어져서 참 감사하게 생각합니다.

검버섯에도…

90세 노인인데 84세부터 3년간 발목펌프운동을 지속했더니 얼굴의 기미와 검버섯이 없어지고 눈썹과 수염이 검어지는 놀라운 변화가 나타났습니다. 소변보기도 수월해지고 60~70대와 같이 보행을 해도 전혀 힘들지 않게 됐습니다.

잠도 어린이처럼 잘 자게 되니 아침 기상시간도 거뜬하고 활기차서 매사 활력이 넘치는 삶을 살게 됐습니다.

땀띠, 두드러기에도…

저는 개인택시를 20년째 하고 있습니다. 약 6년 전, 어르신 손님이 발목펌프운동을 추천해주신 것을 계기로 발목펌프운동을 하게 되었습니다. 그 당시 주기적으로 운동을 함에도 장시간 운전으로 인해 땀띠, 두드러기, 무좀 등 여러 가지 피부질환을 가지고 있었습니다.

발목펌프운동 이야기를 듣고 곧바로 운동기구를 구입하여 아침과 저녁에 15~20분씩 꾸준히 하였습니다. 그런데 시작한 지 10일 후부터 몸에 있던 두드러기와 땀띠가 싹 사라졌습니다. 그 후로도 발목펌프운동을 꾸준히 했고 10년 넘게 달고 살았던 무좀도 거짓말처럼 없어졌습니다. 혈액순환이 잘 되어 테니스할 때 숨이 차고 몸이 무겁던 느낌도 줄어들고, 심폐 기능이 좋아진 것도 많이 느낍니다.

56세이지만 건강검진을 하면 나이에 비해 매우 건강하다고 합니다. 저의 건강 유지 비결은 6년 넘게 지속한 발목펌프운동 덕분이 아닌가 생각합니다.

숨차는 증세에도…

저는 70대 초반에 폐암 수술을 했고, 그 후 건강관리법으로 한 친구로부터 발목펌프운동을 권유받았습니다. 처음에는 무슨 그런 운동이 있냐고 코웃음을 치고 관심을 기울이지 않다가 두 번째 친구로부터 같은 운동을 권유 받았습니다.

그렇게 해서 발목펌프운동을 시작하게 됐는데 2년간 꾸준히 했더니 너무도 많은 변화가 나타났습니다. X-레이검사, 피검사, CT 촬영을 하였는데 피의 건강 나이와 폐기능이 40~50대 미만 연령의 기능으로 아주 건강한 결과가 나왔던 것입니다. 예전에는 숨이 차서 등산은 꿈도 못 꾸었는데 지금은 등산을 해도 숨이 차는 증세도 없어져 놀랍기만 합니다.

몸이 건강해지려면 운동을 해야 한다는 진리를 간과해서는 안 됩니다. 건강이 좋지 않아서 다양한 건강법을 실천하더라도 더 빠르고 좋은 효과를 보기 위해 이 책을 계기로 발목펌프운동을 추가로 병행하기를 추천합니다. 분명 더 빠르고 좋은 효과를 볼 수 있습니다.

어떤 질병이 있어서 다른 방법으로 치료를 하고 있더라도 기존의 치료 수단을 방해하지 않고 조력을 하는 자연건강 운동법이 바로 발목펌프운동입니다.

실행하기가 쉽고, 편하고, 체력 소모가 없고, 돈이 추가로 들어가지 않고, 짧은 시간에 시·공간과 황사, 미세먼지 같은 환경적 제약 없이 얼마든지 할 수 있는 운동이기에 발목펌프운동을 적극적으로 권함에 자신이 있습니다.

누워서 발목펌프 10분
만보를 이긴다!!

반채화 지음
이승남 감수

1판 1쇄 인쇄 | 2019년 5월 20일
1판 1쇄 발행 | 2019년 5월 25일

발행처 | 건강다이제스트사
발행인 | 이정숙

출판등록 | 1996. 9. 9
등록번호 | 03 - 935호
주소 | 서울특별시 용산구 효창원로70길46(효창동, 대신빌딩 3층) 우편번호 04317
TEL | (02)702-6333 FAX | (02)702-6334

정가 12,000원

ISBN 979-11-87415-17-6 13510